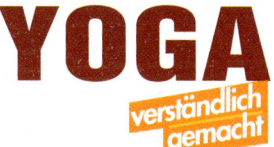

W0076149

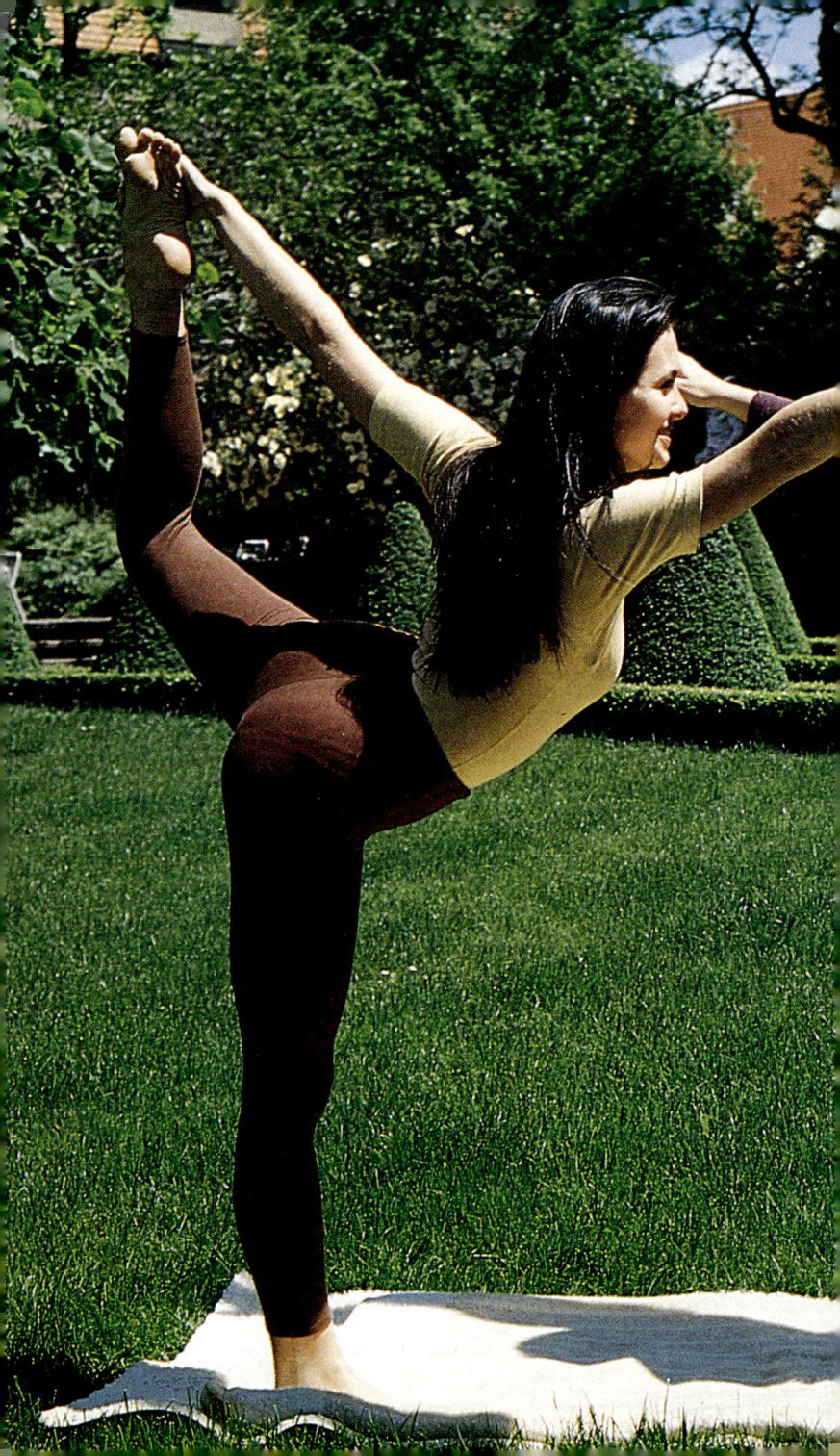

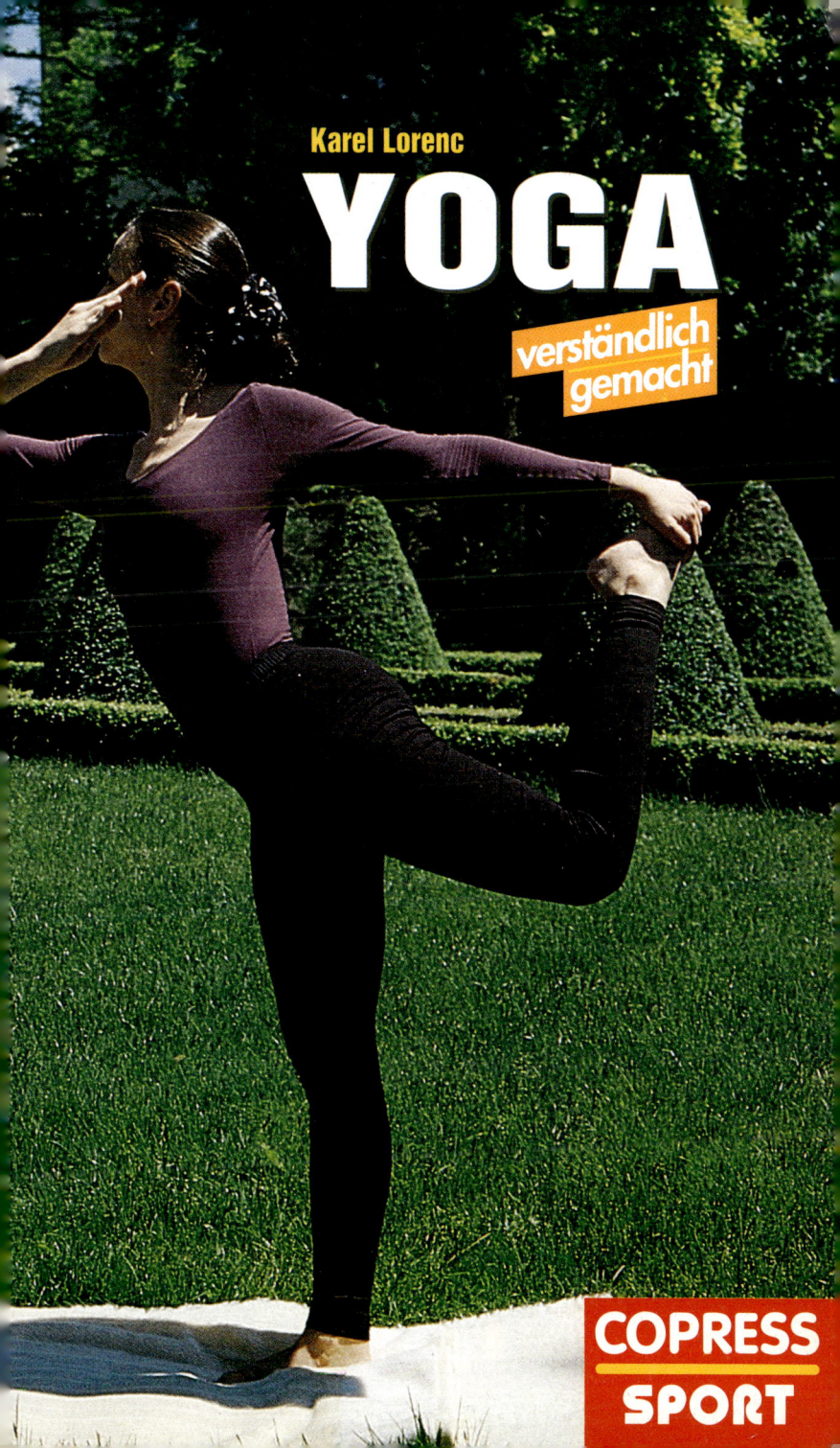

Karel Lorenc

YOGA

verständlich gemacht

COPRESS SPORT

Produktion und Layout:
VerlagsService Dr. Helmut Neuberger & Karl Schaumann GmbH

Umschlaggestaltung: Uwe Richter
Titelfoto: Bavaria Bildagentur

Abbildungen Innenteil:
Silvio Wyszengrad S. 41, 49, 51, 52 (2), 53, 54, 56, 57, 58, 59, 61
rechts, 63, 64, 66, 67, 69, 71, 72, 75, 77, 78, 81, 83, 85, 86, 88 (2),
90, 91, 93, 96 (2), 97, 101, 103, 104, 107 unten
Michael März S. 1, 15, 17, 19, 23, 33, 61 links, 68, 74, 94, 99, 105,
107 oben, 113, 115

Die Deutsche Bibliothek – CIP-Einheitsaufnahme
Yoga verständlich gemacht / Karel Lorenc. –
München : Copress, 1995
ISBN 3-7679-0480-2
NE: Lorenc, Karel

Gesamtherstellung: Bruckmann, München
Printed in Germany
ISBN 3-7679-0480-2

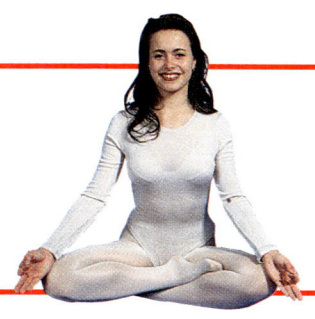

Inhalts-
verzeichnis

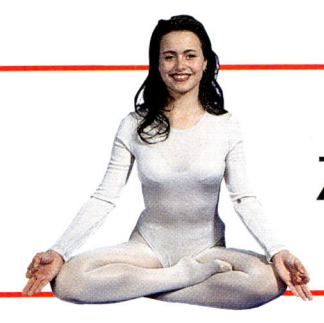

Zu diesem Buch

In unserer hektischen Zeit suchen viele Menschen einen Weg oder eine regenerative Technik, sich erfolgreich zu entspannen und die Gesundheit zu fördern. Eines der wirksamsten Mittel in dieser Hinsicht ist das Hatayoga, so nennt man im Gegensatz zu den Meditationsformen das körperliche Yoga, das mit seiner breiten Skala von Übungen für fast jeden Menschen zugänglich ist. Das körperliche Yoga ist an keine Weltanschauung oder Ideologie gebunden. Jeder Interessierte kann, seinem Gesundheitszustand und seinen persönlichen Ambitionen entsprechend, die für ihn am besten geeigneten Übungen auswählen. Schon ganz einfache Übungen, wie Schneidersitz, Mudra, Heuschrecke oder Zange haben eine unerwartet tiefe Resonanz und vielfältige regenerative Wirkung im ganzen Organismus.

Das körperliche Yoga arbeitet mit unserem Organismus sehr einfühlsam, vorsichtig und langsam, später auch intensiver. Wenn wir dabei nicht zu eifrig und ungeduldig sind, können wir keinen größeren Fehler machen, der eine Verletzung oder Probleme mit Stoffwechsel, Kreislauf oder Atmung nach sich ziehen könnte. Die Übungen sind auch von Menschen fortgeschrittenen Alters durchführbar. Yoga kann im Prinzip überall geübt werden und zu jeder Tageszeit, aber nur mit leerem Magen!

Schon nach den ersten Übungen verspüren wir angenehme Gefühle in den Muskelpartien und Gelenken, Impulse im Körper, Durchblutungen und Stimulationen, aber auch Beruhigung und Entspannung. Wegen der spürbaren Resonanz und den angenehmen Gefühlen wird es uns bald leichtfallen, die Übungen kontinuierlich durchzuführen. Wenn wir die Positionen einige Male vorsichtig und mit Gefühl für Muskeln, Gelenke und Wirbelsäule probiert haben, verstehen wir allmählich den Ablaufmechanismus und können uns in die Positionen hineinfühlen. Später kann man zusätzlich über die Positionen nachdenken, und dadurch intensive Erfahrungen machen.

Die Yogastellungen haben sehr alte, in mehreren Generationen durchdachte Regeln, welche wir mit ein bißchen Geduld und gutem Willen auch leicht erlernen können. Wir haben versucht, die Positionen und Atemübungen so einfach wie möglich zu erklären, ohne aber wichtige Hinweise und Korrekturen außer acht zu lassen. Der Leser soll einfache, aber qualifizierte Varianten der yogistischen Positionen lernen, die er nach den Anleitungen dieses Buches ohne Bedenken üben kann. Später kann er die yogistische Atmung ebenso wie die Körperpositionen seinen Bedürfnissen entsprechend praktizieren und so an jedem Ort und zu jeder Zeit Entspannung finden.

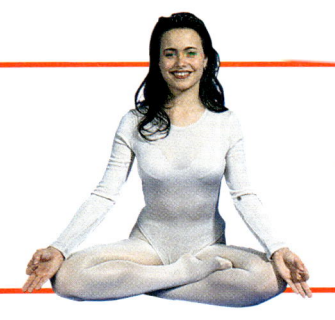

Was ist Yoga?

Yoga hat seinen Ursprung im alten Indien und duftet immer noch ein bißchen nach orientalischen Gewürzen. Aber es ist in letzter Zeit populärer und auch für das Abendland verständlicher geworden. Durch meine langjährige Unterrichtspraxis auf dem Gebiet ist mir die therapeutische Bedeutung dieser klassischen Disziplin und ihre vielseitige regenerative Wirkung immer mehr bewußt geworden.

Bevor wir mit der Yogapraxis beginnen, müssen wir uns von einigen Vorurteilen befreien: Jemand, der Yoga praktiziert, ist nicht in der Lage, seinen Herzrhythmus zu stoppen, und muß nicht auf einem Nagelbrett schlafen. Er ist auch kein Wesen mit Gummigelenken und ebensowenig ein trauriger Asket, der in einer Himalajahöhle stundenlang im Kopfstand verweilt und zwischen Sein und Halluzination balanciert. Yoga ist etwas ganz anderes. Es gehört zu den sechs philosophischen Systemen des alten Indien, die die Welt aus verschiedenen Blickwinkeln betrachten, und beinhaltet verschiedene Schulen und Varianten des körperlichen Hathayoga sowie verschiedene tantrische Theorien.

Uns interessiert hauptsächlich das körperliche Hathayoga, die ursprüngliche Disziplin der altindischen Medizin Ayurveda. Es beinhaltet vor allem regenerative Elemente, kann aber auch präventiv gegen verschiedene Krankheiten angewendet werden. Besonders in den letzten Jahren ist es durch qualifizierte Interpretationen gelungen, die Methode immer besser zu verstehen.

Hathayoga ist ein vollständig durchgearbeitetes, körperliches Übungssystem, das Bewegung, Atmung und Konzentration synchronisiert. Als solches ist es ein Teil des Raja-Yoga, d. h. des königlichen Yogas.

Die einmalige Wirkung körperlicher Yogapositionen konnte in physiologischen Experimenten festgestellt werden. Die Menschen in Indien haben diese Wirkung schon vor Tausenden von Jahren intuitiv geahnt. Mittlerweile ist es auch gelungen, das orientalisch allegorische Gedankengut des Yoga westlicher Denkweise nahezubringen. Die Auseinandersetzung mit demselben kann eine Bereicherung auch für das körperliche Yoga sein. Wir staunen, wie die Menschen in Indien vor Tausenden von Jahren ihre Lebenssituation verstanden haben und wir bewundern auch noch heute ihren Einsatz, ihre Konzentration, ihre Geduld und ihren Mut, diese zu verbessern. Demgegenüber können wir nicht ohne Bewunderung bleiben. Scheint es doch, daß diese Art der Regeneration und der therapeutischen Methodik heute nötiger ist denn je.

Es ist wichtig, die richtige Motivation für eine regelmäßige Übungspraxis aufzubauen und eine stabile Übungsgewohnheit zu entwickeln, um unser existentielles Gleichgewicht zu finden und die Gesundheit zu fördern.

Wir konzentrieren uns auf eine einfache Interpretation des körperlichen Hathayogas, so daß jeder Interessierte allgemeine Informationen und Instruktionen findet und die Yogapraxis langsam aufgebaut werden kann. Unsere Varianten zeigen, wie man die körperlichen Übungen durchführen sollte, um ihre therapeutischen Vorteile zu nutzen. Das klassische körperliche Yogasystem verliert in unserer Sprache seinen esoterischen und mythologischen Akzent und erscheint als hilfreiche, regenerierende und harmonisierende Disziplin mit therapeutischen Ansätzen. In letzter Zeit setzt sich die Meinung, daß das körperliche Hathayoga mit seinen vielseitigen Wirkungsmöglichkeiten kaum durch eine andere Therapie zu ersetzen ist, immer stärker durch. Es gilt als Quelle mit noch unerschöpften Reserven.

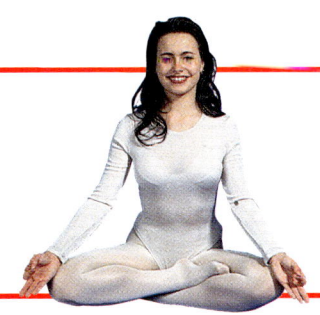

Der moderne Mensch und Yoga

Der moderne, westliche Mensch betrachtet Yoga häufig mit zu großem Respekt. Es scheint ihm zu kompliziert und perfektionistisch, dadurch wird er abgeschreckt. Dabei sind die yogistischen Übungen weniger schwer verständlich, als wir annehmen. Für den Körper ist es wesentlich weniger gefährlich, als der bei uns verbreitetere Sport. Sport verbessert meistens unsere Kondition, stärkt teilweise auch unsere Abwehrkräfte, vor allem aber verschiedene Muskelpartien. Andererseits werden aber Gelenke und gewisse Muskelpartien aggressiv angegriffen, sind traumatisiert und unproportional belastet und zeigen später Abnutzungserscheinungen und Degenerationen. Im Vergleich dazu arbeitet das körperliche Hathayoga mit dem menschlichen Körper vorsichtig, systematisch und sehr einfühlsam.

Das indische Yoga hat viel Ähnlichkeit mit der westlichen Gymnastik. Wenn wir uns vorstellen, daß viele gymnastische Übungen ihr Äquivalent im Yogasystem haben und umgekehrt, kann uns das den Einstieg in die Yogaübungen erleichtern, es gibt jedoch auch wichtige Unterschiede, vor allem in der Art der Ausführungen. Schneidersitz, Zange, Kerze und Kopfstand kennen wir zum Beispiel aus der Gymnastik, als yogistische Position aber müssen sie ganz anders ausgeführt werden. Yoga ist nicht dynamisch und leistungsbezogen, sondern arbeitet langsam, introvertiert und systematisch mit Blick in die Zukunft. Auch bei unserer Gymnastik werden manchmal einzelne Muskelpartien übermäßig gestärkt. Beim körperlichen Yoga dagegen werden die Muskeln des ganzen Körpers in Anspruch genommen und werden dadurch sowohl kräftiger als auch elastischer.

Es gibt kaum eine andere Disziplin, mit der man die Gelenkigkeit bis in das hohe Alter steigern kann. Man kann sogar noch im fortgeschrittenen Alter mit Yoga beginnen und die Gelenkigkeit wesentlich verbessern. Senioren, die schon mehrere Jahre Yoga praktizieren, sind durchaus in der Lage, leichtere akrobatische Übungen auszuführen, da sich der Organismus langsam an die Übungen gewöhnt hat.

Die Präsentation von yogistischen Übungen durch einen Menschen wirkt selbstbewußt und poetisch. Der entspannte Körper bewegt sich ruhig und fließend, bis er die statische Phase erreicht hat, um dann in tiefer Meditation versunken zu verweilen. Der Beobachter sieht die Leichtigkeit, die Entspannung und die Selbstbeherrschung. Die majestätische Körperhaltung strahlt auch in akrobatischer oder kompliziert verdrehter Position eine wunderbare Ästhetik aus. Im fortgeschrittenen Stadium kann man sich in akrobatischen Übungen gut entspannen und innerlich beruhigen und dabei den ganzen Muskeltonus auf ein Minimum reduzieren.

Yogistische Übungen haben eine vielseitige und tiefe Resonanz in unserem Körper. Nicht nur die Muskulatur wird elastischer und stärker, sondern auch die inneren Organe werden besser durchblutet und stimuliert. Das führt zu einer besseren Harmonisierung unseres ganzen Organismus.

Seit neuestem wird Yoga auch bei der Kindererziehung eingesetzt, um die Konzentrationsfähigkeit zu steigern. Hier kann vor allem übermäßig psychisch und körperlich aktiven Kindern geholfen werden. Kinder, die Yoga praktizieren, sind ruhiger, entspannter und haben mehr Geduld. Dies kommt ihnen im Schulunterricht und bei den Hausaufgaben sowie bei sportlichen Aktivitäten zugute, da sie nicht so schnell ermüden. Die Positionen werden locker und spielerisch geübt, die Kinder können sich sehr lange an die Positionen anpassen, bevor man ins Detail geht.

Es ist generell empfehlenswert, sich der Ausübung der yogistischen Übungen spielerisch zu nähern. Dadurch lernen wir viel schneller und mit Freude, und erreichen unter Umständen schneller ein perfektes Positionsstadium. Eine leicht spielerische Einstellung verhilft uns auch zu andauernder und qualitativ besserer Konzentration. Nach mehreren yogistischen Übungen verbessert sich dann unser ganzer Zustand und wir verspüren ohnehin keine Müdigkeit oder Passivität mehr. Wir bekommen ein besseres Körpergefühl und gewinnen damit letztlich auch Kontrolle über unsere Emotionalität.

> Der heutige Mensch braucht für seine Regeneration und sein Gleichgewicht täglich ein paar einfache yogistische Übungen.

Dieses Buch will dem Leser, ohne ihn mit unnötiger Terminologie und komplizierten Positionsbeschreibungen sowie physiologischen Erklärungen zu belasten, Instruktionen an die Hand geben, mit denen er auch als Anfänger Yoga praktizieren kann.

Yoga ist anders konzipiert als europäische Sportdisziplinen, die intensiven körperlichen Einsatz, Leistung und Elan fordern. Wir beginnen mit Positionen, die für uns machbar und uns angenehm sind und lassen unseren Körper sich an die Positionen anpassen. Erst später wählen wir komplizierte, akrobatische Stellungen. In yogistische Positionen muß man sich langsam und leise, unter Ausnutzung eines minimalen Ziehens und Kraft, hineinfinden, mit Gefühl für das Gleichgewicht, um dann in der Position mit maximal relaxierter Muskulatur zu verharren – für Sekunden oder für mehrere Minuten. Nach intensivem Sport ist der Mensch meistens ermüdet, verschwitzt, erschöpft und ausgelaugt. Nach adäquaten Yogaübungen wird er dagegen frisch, ausgeglichen und energiegeladen sein.

Wir beginnen zunächst damit, ein Gefühl für Muskulatur, Gelenke und für den ganzen Organismus zu entwickeln. Dazu kann sich zunächst jeder die Übungen aussuchen, die ihm angenehm sind und versuchen, sich möglichst intensiv in diese Haltungen einzufühlen.

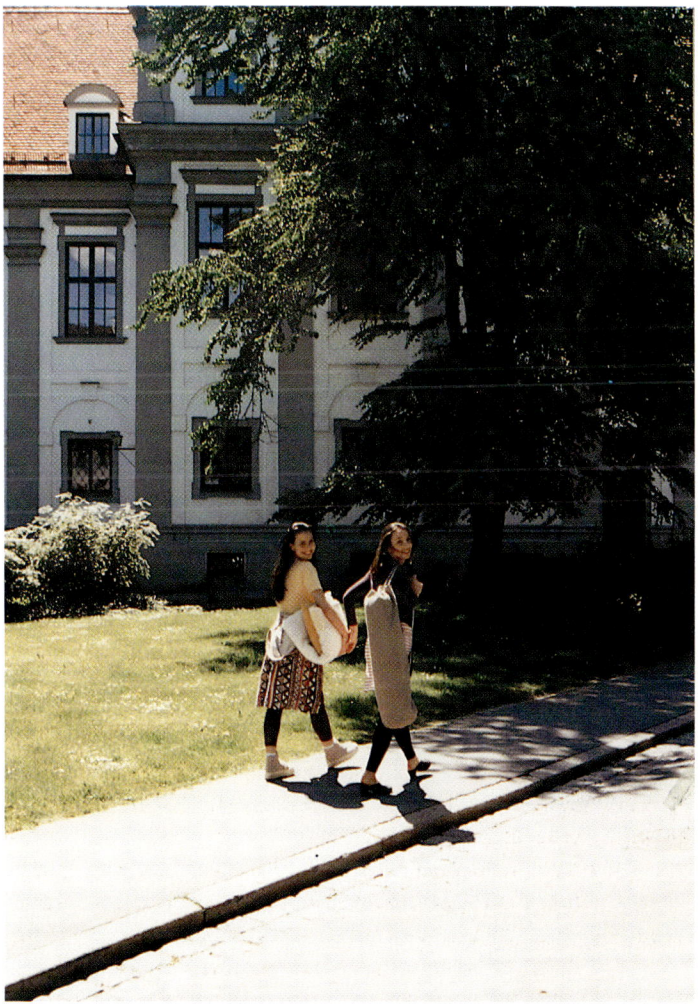

Tägliche Yogapraxis harmonisiert den gesamten Organismus.

Es muß an dieser Stelle darauf hingewiesen werden, daß Leute mit schwereren Erkrankungen sich bei ihrem Hausarzt beraten lassen sollen, bevor sie an einem Yogakurs teilnehmen, und eventuell nichtgeeignete Übungen weggelassen werden können.

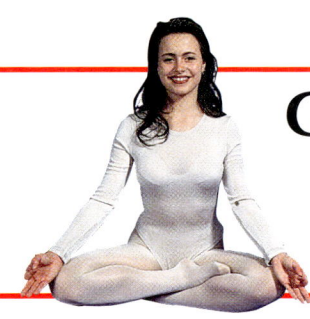

Gesundheit und Lebensdynamik durch Yoga

Die yogistischen Positionen, die Entspannungsübungen und die verschiedenen yogistischen Atmungsvarianten können helfen, körperliche und mentale Reserven zu erschließen. Von Gesundheit spricht man, wenn alle anatomischen und physiologischen Systeme des Körpers im Gleichgewicht sind und ohne Störungen und ohne Hilfe von außen funktionieren. Dies ist im normalen Leben nicht oft der Fall, wir müssen uns um unsere Gesundheit kümmern, und Yoga zeigt uns einen Weg.

Die Körperstellungen, die sogenannten **Asanen**, sind ein wichtiger Bestandteil des ganzen Yogasystems. Wir verstehen die Positionen nicht nur als ein physisches Training, denn sie lösen auch physiologische und psychische Prozesse aus. Die yogistischen Positionen stimulieren jede Zelle des Gewebes. Durch die Übungen erhalten wir einen allgemein gestärkten Körper, funktionierende innere Organe, Lebenselan und Vitalität.

Der Yoga Praktizierende kann aus einer großen Anzahl von Körperübungen auswählen. Jede Position hat ihre eigene Charakteristik, Bedeutung und Form. Die Asanen können stimulieren, beruhigen, energetisieren, Resistenz und Immunität entwickeln, Konzentrationsfähigkeit und Schlaf verbessern etc.

Während Positionen im Stehen stimulieren, können Positionen in verschiedenen Sitzvarianten beruhigen. Drehpositionen reinigen, Positionen in der Rückenlage entspannen und Stellungen in der Bauchlage energetisieren. Umkehrstellungen stärken die psychische Kraft, Gleich-

gewichtspositionen lehren uns ein gewisses Leichtig-
keitsgefühl, zurückgebogene Positionen erfrischen und
dynamische Reihen verhelfen uns zu Aktivität und Le-
bensdynamik.

Manche Körpererkrankungen und -störungen, auch chronischer Art, können durch Yogapraxis reduziert und gelindert
werden. Manchmal können wir durch sie sogar größere Ge-
sundheitsschwierigkeiten beseitigen, da wir mit speziellen
Positionen direkt auf spezifische Zonen unseres Körpers,
auch auf Organe und Gelenke, einwirken können. Indem
wir unserem Organismus helfen, sich zu regenerieren, gewinnen wir Vitalität und Lebensfreude.

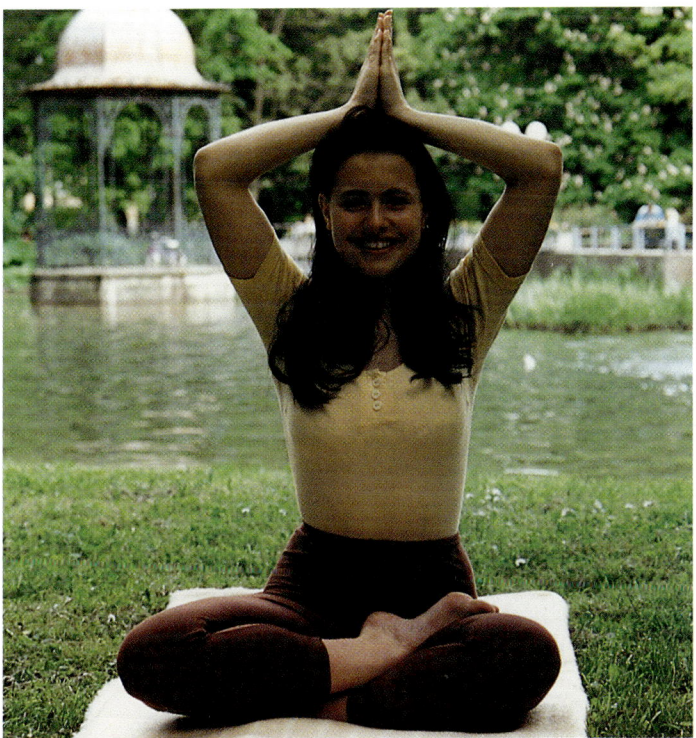

Halbe Lotosposition

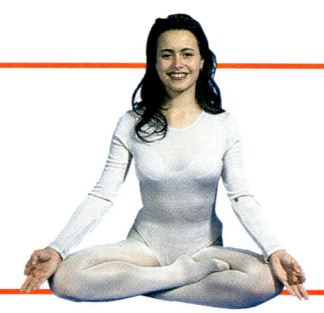

Regeneration durch Yoga

Gelenkigkeit und Muskelstärke und -elastizität

Gerade in bezug auf Gelenkigkeit, Muskelstärke und -elastizität unterscheidet sich Yoga vom Sport und auch von der Gymnastik. Gelenke und Muskelpartien werden anders als dort geschult. Während der täglichen Arbeit sind Muskelpartien und Gelenke unproportional belastet. Dadurch entstehen verschiedene Muskelverspannungen und Deformationen der Gelenke. Unsere Gelenke werden durch stundenlanges Stehen in Mitleidenschaft gezogen, unsere Wirbelsäule ist durch langes Sitzen, Gehen und Stehen belastet, und die Wirbel werden bei einer schwachen Muskulatur zusammengepreßt, was später zu Rückenverspannungen, Blockaden und eventuellen Bandscheibenschäden führen kann. Diese Entwicklung kann man aufhalten, verschiedene Schwierigkeiten mit Gelenken und Wirbelsäule durch Yogapraxis beseitigen.

Durch yogistische Übungen können wir auf Gelenke und Wirbelsäule und auf die dazugehörigen Muskelpartien einwirken. Die Gelenkigkeit bildet sich im Zusammenhang mit der gesteigerten Elastizität unserer Muskeln.

Da die Asanen nicht mit Gewalt oder Anstrengung auf Gelenke und Wirbelsäule wirken, sondern durch Verharren in einer Stellung und vorsichtiges und einfühlsames Steigern, ist die Belastung der Gelenke und Muskeln gering, sie können sich langsam anpassen, ohne strapaziert zu werden.

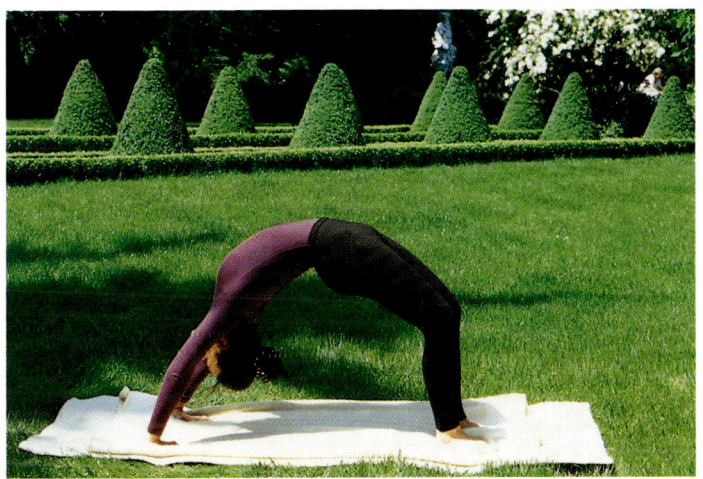

Kreisposition

Das erfordert zwar etwas Geduld, aber nach gewisser Zeit stellt sich eine größere Gelenkigkeit sicher ein. Im Gegensatz zu anderen Sportdisziplinen formt und stärkt Yoga nicht nur einzelne Muskelpartien, sondern wirkt systematisch auf alle Muskeln unseres Körpers, mit dem Ziel, die Muskulatur insgesamt zu stärken, zu entspannen und elastischer zu machen. Durch die Yogastellungen werden die Muskeln bis zu einer gewissen Grenze gedehnt. In der Dehnung wird dann einige Zeit verweilt. Wenn wir entspannt und vorsichtig dehnen, verspüren wir dabei keine größere Anspannung und Schmerzen schon gar nicht.

Die häufig aggressive Dehnung des nicht entspannten Muskels im Rahmen einer sportlichen Bewegung wird ihn mehr oder weniger traumatisieren, wohingegen die langsame und vorsichtige Dehnung eines entspannten Muskels gefahrlos ist. Im Gegenteil, hierbei wird eine ganze Reihe vorteilhafter Wirkungen erzielt, von denen in erster Linie das völlige Austreiben des venösen Blutes aus den Muskeln zu nennen ist.

Die Zirkulation des venösen Blutes hängt nicht von den Impulsen des Herzens ab, sondern vom abwechselnden Zusammenziehen und Lösen des Muskels, der das Blut zum Herzen führt. Die Dehnung entleert den Muskel völlig. Nach der Dehnung strömt frisches arterielles Blut in den Muskel, welches ihn spült, reinigt und nährt. Atrophische Muskelpartien können durch gezielte Übungen regeneriert werden. Der durch yogistische Positionen geformte Muskel ist stärker, entspannter und elastischer. Er kann sich dehnen, verkürzen, spannen und entspannen, reaktive Fähigkeiten, die wiederum in anderen Sportdisziplinen eingesetzt werden können.

Durch die yogistischen Asanen werden die Muskeln und Gelenke sehr einfühlsam behandelt, dadurch kann man die Muskelstärke und Elastizität immer mehr steigern. Der körperliches Yoga praktizierende Mensch hat keine großen, aber genügend starke Muskeln auf dem ganzen Körper und ist sehr gelenkig.

Der Kreislauf

Durch die Asanen verbessert sich nicht nur die Blutzirkulation in den Muskelpartien, sondern wir erreichen eine derartige Wirkung auch in den inneren Organen.

> Manche Asanen in Umkehrstellung wirken ganz unmittelbar auf die Blutzirkulation: bei der Zange im Stehen, in Kerze, Pflug- oder Kopfstandposition wird das steigende venöse Blut in einen beschleunigten Umlauf gebracht und kehrt zum Herzen zurück, ohne gegen die Schwerkraft ankämpfen zu müssen.

Der Aufwand an Muskelkraft ist bei dieser Art der Anregung der Blutzirkulation fast gleich Null.

Yogistische Positionen fördern die venöse Durchblutung der Beine, des Unterleibes und des Gehirns. Manche haben dadurch eine vorbeugende Wirkung gegen Krampfadern, andere wirken auf die Kopfhaut. Durch die bessere Durchblutung werden die Haarwurzeln intensiver ernährt, der Haarwuchs wird angeregt. Durch wieder andere Positionen erreichen wir eine Durchblutung der Schilddrüse.

Mehrere Positionen beeinflussen das Gehirn. Es ist in unserem Organismus das Organ mit den meisten Gefäßen und ist, im Gegensatz zu anderen Organen, regelmäßig durchblutet. Yogistische Übungen, welche die Durchblutung des Gehirns anregen, machen die Kapillaren elastischer und entspannter. Dadurch kann verschiedenen Arten von Migräne und Kopfschmerzen vorgebeugt werden und wir erreichen eine Entspannung und Regeneration des Gehirns.

Es gibt Positionen, die den Darmbereich stimulieren. Man aktiviert den Magen-Darm-Trakt und bewirkt eine mechanische Massage der Bauchorgane. Damit können Verstopfungen, die eine verborgene Ursache unzähliger anderer Krankheiten sind, in den meisten Fällen beseitigt werden. Ein Beispiel ist die Pflugposition, bei der eine innerliche Massage des Unterleibes durch die Atmung erfolgt. Alle Organe der Bauchhöhle werden gekräftigt und angeregt, vor allem Leber und Milz.

Das Nervensystem

Der verspannte und gestreßte Mensch verbraucht sehr viel Energie und Nervenkraft. Dabei ist das Ausmaß an körperlicher Arbeit nicht ausschlaggebend. Es kostet genausoviel Nervenkraft, einen kleinen Gesichtsmuskel in Bewegung zu setzen, wie einen großen Beinmuskel zu bewegen. Darüber hinaus ernähren wir uns nicht immer richtig und verbrauchen durch unsere Verdauung sehr viel weitere Nervenenergie. Yoga bietet in dieser Richtung viele Regenerationsmöglichkeiten.

Die Degeneration der Rückenmuskulatur und der Wirbelsäule ist bei zivilisierten Menschen sehr verbreitet und zieht eine Unzahl unangenehmer Konsequenzen nach sich. Dies gilt besonders für die verminderte Blutzufuhr im Rückenmark, das wiederum von der Blutzirkulation der umgebenden Muskulatur abhängig ist. Es ist lebenswichtig, daß diese Muskulatur täglich arbeitet, was zum Beispiel durch die Kobraposition auf eine sehr wirkungsvolle Weise erreicht wird. Die Wirbelsäule wird der Länge nach von Ganglien des sympathischen Nervensystems flankiert. Diese müssen ebenso wie das Rückenmark, das sämtliche Nervenaktivitäten steuert, mit ausreichender Blutzufuhr bedacht werden. Nur bei kompletter Regeneration können sich Organismus und Nervensystem entspannen, und der Verbrauch der Nervenenergie kann reduziert werden.

Mit Hilfe einer bewußteren Ernährungsweise kann man den Energieverbrauch noch weiter reduzieren, da vor allem der Stoffwechsel üblicherweise prozentual zuviel Nervenenergie kostet.

Hormonhaushalt und innersekretorische Drüsen

Die unterhalb des Kehlkopfs liegende **Schilddrüse** produziert Hormone, die das Wachstum, Stoffwechselvorgänge und Energieumsatz steigern. Eine leichte Über- oder Unterfunktion der Schilddrüse ist nicht krankhaft und kann bei jedem Menschen auftreten. Eine Unterfunktion bewirkt beim Menschen ein eher langsames, schwerfälliges Auftreten, während die wesentlich häufiger auftretende Überfunktion meistens Schwierigkeiten mit der Atmung auslöst. Man atmet zu rasch und oberflächlich und spricht unter Umständen zu schnell. Dadurch können sich die Organe im Bauchbereich verkrampfen. Umgekehrte Körperstellungen bewirken eine stärkere Krümmung der Halsschlagader, wodurch der Druck auf die Schilddrüse erhöht wird und eine reichhaltigere Blutzufuhr einsetzt. Gerade die Kerze-Position wirkt hier sehr anregend.

Auch andere innersekretorische Drüsen können durch Umkehrstellungen stimuliert werden. So aktiviert die Bogenposition die Sekretion von Adrenalin in den **Nebennieren** und auch die von körpereigenem Kortison, das verschiedene Arten von Rheumatismus im Körper bekämpfen kann.

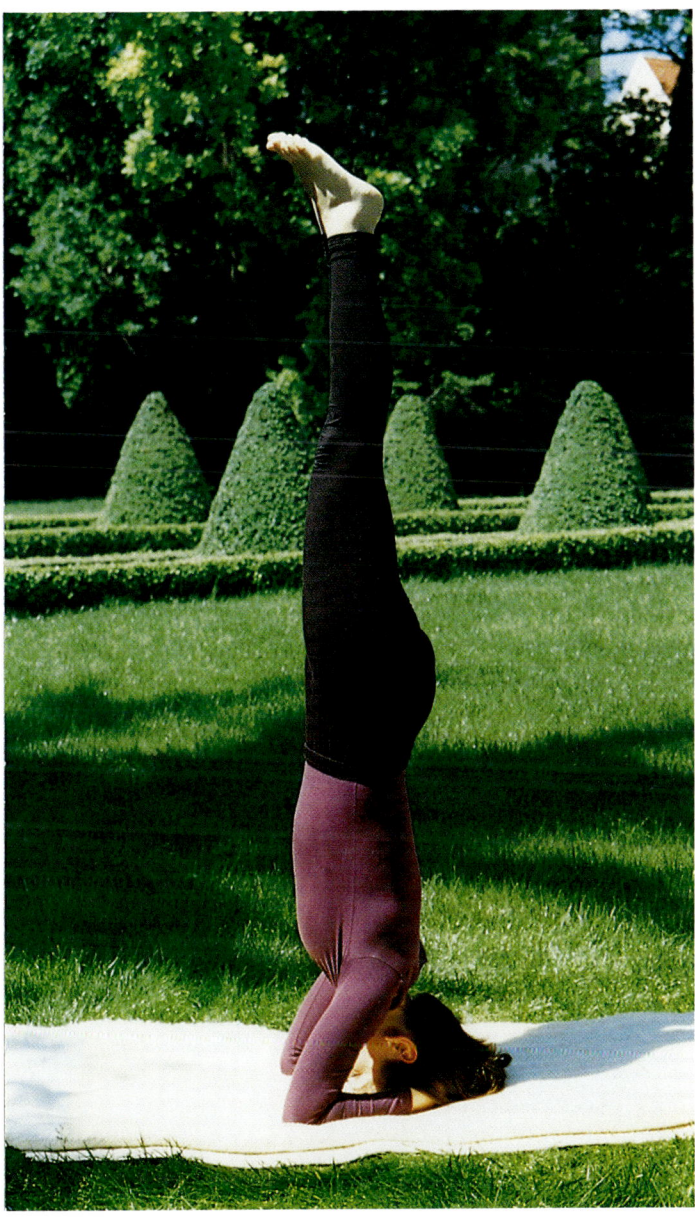

Kopfstand

Die Insulinproduktion der **Bauchspeicheldrüse** kann ebenfalls mit Hilfe von Asanen reguliert werden. Durch Streß auftretende, leichte Symptome der Zuckerkrankheit verschwinden innerhalb kurzer Zeit, wenn die Funktion der Bauchspeicheldrüse durch das Einnehmen der Bogenposition normalisiert wird.

Generell werden **Hypophyse und Hypothalamus**, welche für die Hormonproduktion aller innersekretorischen Drüsen verantwortlich sind, durch die Kerze-Position und den Kopfstand aktiviert. Das gleiche gilt für das **Verdauungssystem** und seine Drüsen.

Gewicht und Körperproportionen

Yogistische Übungen unterstützen die Gewichtsregulation. Dies ist eine Folge der Stoffwechselverbesserungen, die durch die besondere Wirkung mancher Positionen auf die Schilddrüse ausgelöst werden. Durch eine intensive Praxis der Bogen-, Kerze- und Pflugpositionen sowie des Kopfstands werden die Muskelpartien des ganzen Körpers gestärkt. Wir bekommen eine bessere Körperhaltung, und durch Spannung, Dehnung und Stimulationen der verschiedenen Partien bekommt unser Körper bessere Proportionen.

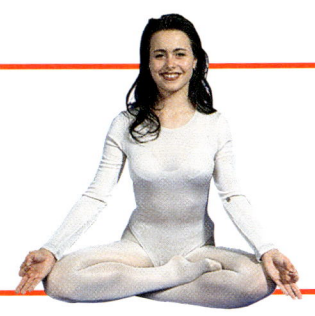

Yoga als Therapie

Das Interesse an fremden Heilverfahren ist bei uns groß, aber wir akzeptieren nichts unkritisch. Wir nehmen solche Elemente an, die wir in der Praxis beglaubigen können und deren Wirkung wir aufgrund ihrer physiologischen Mechanismen erklären können. Da stellt sich auch die Frage, bei welchen Erkrankungen eine Yoga-Therapie angewandt werden könnte.

In der Philosophie des Yoga ist der Mensch eine integrale Einheit, und so wirken auch die Lektionen gleichzeitig auf seine physische sowie psychische Natur.

Wenn wir nun versuchen mittels gewisser Übungen ein bestimmtes Körperorgan anzusprechen, nehmen wir daneben gleichzeitig Einfluß auf den Bewegungsmechanismus, auf die Wirbelsäule, auf weitere innere Organe sowie auf die Atmung und natürlich auf die seelische Verfassung. Anders als in Indien gibt es bei uns kein selbständiges Lehrfach der Yoga-Therapie. Yoga wird nur als ergänzendes Heilmittel benutzt, und zwar bei kardiovaskulären (Herz und Gefäße betreffend) und psychiatrischen Patienten und bei der Behandlung von Asthma, überhöhtem Blutdruck, Übergewicht und Alkoholismus. Ferner bei Patienten, die an Sklerosis multiplex leiden. Bei der Rehabilitation des Bewegungsmechanismus wurde Yoga ebenfalls mit Erfolg eingesetzt.
Bei der therapeutischen Behandlung mittels Yoga bedient man sich nicht nur der Asanas, sondern auch diverser Vorbereitungs-, Atem- und Entspannungstechniken.

Die Behandlung psychischer Krankheiten

Man kann eine ganze Reihe von Beispielen einer erfolgreichen Applikation von Yoga-Übungen anführen. Kindern mit kleinen Gehirn-Dysfunktionen, d. h. unkonzentrierte und unruhige Kinder, kann man durch Yoga helfen. Die Erfolge einer solchen Behandlung sind auch durch ein Elektroenzephalogramm nachweisbar. Gute Resultate werden auch in psychiatrischen Heilanstalten erreicht, besonders bei der Behandlung von Alkoholikern. In der Psychiatrie wird Yoga als Ergänzungstherapie bei der Behandlung von Patienten benutzt, die an Neurosen leiden, bei endogenen Depressionen im Stadium des Abflauens der depressiven Phase und auch bei Patienten mit psychosomatischen Krankheiten außerhalb des akuten Stadiums. Die Übungen werden bevorzugt während der Rehabilitations-Phase appliziert. Die Mehrzahl der psychiatrischen Kranken leidet an Angstgefühlen und Spannungszuständen und diese reduzieren die physische Belastbarkeit. Da die Yogaübungen individuell ohne Konkurrenz- und Leistungsdruck angenehm und langsam ausgeführt werden, erreicht man sukzessive eine Stabilisierung der psychischen Konstitution und eine Ermutigung der labilen Patienten.

Die Yoga-Lektion wirkt entspannend, aufheiternd und beruhigend. Die Yoga-Übungen strecken und entspannen die Muskeln, beeinflussen die Durchblutung der inneren Organe und versuchen einen tiefen und gleichmäßigen Atem-Rhythmus herzustellen. Nach einiger Zeit beginnen die Übungen auf das vegetative Nervensystem einzuwirken, die regenerativen Prozesse beginnen vorzuherrschen und dieses manifestiert sich wiederum als Beruhigung und emotionelles Gleichgewicht. Die Patienten entwickeln durch Yoga ein neues Körperbewußtsein, das häufig auch mit einem neuen Selbstbewußtsein einhergeht.

Auch psychotherapeutische Prozesse, wie z. B. autogenes Training oder Autosuggestion, können in Verbindung mit Yoga appliziert werden. Die Therapie wird dem Patienten individuell angepaßt und wird heute von etlichen Krankenkassen unterstützt. Auf diese Weise lassen sich Schwierig-keiten wie Schlafstörungen etc. komplett beseitigen.

Rehabilitation nach Verletzungen

Yoga wird auch bei den Rehabilitationsprozessen des Be-wegungsapparates erfolgreich eingesetzt, besonders bei Funktionsstörungen der Wirbelsäule, wie z. B. bei Blocka-den, welche Schmerzen in der Nacken- und Lendengegend verursachen. Bei der Therapie werden bevorzugt die soge-nannten Krokodilsübungen angewandt, die eine Rotation des Rückgrates bewirken und dadurch die Körpermuskeln entspannen und gleichzeitig dehnen.

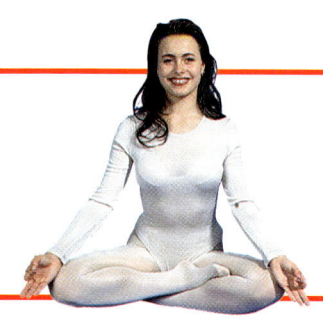

Ernährung und Yoga

Hauptbestandteil einer gesunden Lebensform ist die richtige Ernährung. Aufgrund unserer klimatischen Bedingungen können wir die alten yogistischen Ernährungsprinzipien, die in der Hauptsache Vegetarismus verlangen, nicht generell übernehmen. Man muß wissen, daß jede radikale Änderung des Speiseplans zu Erkrankungen führen kann. Vernünftig ist es, nicht zu viel zu essen und schwere Kost zu vermeiden. Es ist erstaunlich, wie viele der alten indischen Ernährungsregeln sich mit den Erkenntnissen der modernen Ernährungswissenschaft decken.

Jeder, der durch Yoga etwas erreichen will, sollte auch seine Essensgewohnheiten langfristig umstellen. Meistens frühstücken wir zu wenig, dann folgt ein hastiges Mittagessen irgendwo an unserem Arbeitsplatz, und abends nehmen wir ein zu reichhaltiges Essen zu uns, das die wenige Nahrungsaufnahme während des Tages kompensieren soll. Äußere Umstände wie Arbeitszeiten etc. erschweren die richtige Ernährungsweise noch.

Eine vernünftige Tagesplanung ist notwendig:
Am Morgen sollten wir so rechtzeitig aufstehen, daß wir ein ausgiebiges Frühstück zu uns nehmen können. Am besten sind Milch, Tee mit Milch oder Kakao, dazu Brot, Butter, Honig, Marmelade, Käse oder ein Müsli oder auch das bekannte Kollath-Frühstück. Das Rezept finden Sie am Ende dieses Kapitels.

Das Mittagessen soll nicht eher als vier Stunden nach dem Frühstück folgen. Es soll reichlich sein, mit viel Gemüse oder Salat und am besten mit einer kleinen Fleischportion.

Wer häufig Fleisch ißt, sollte es ab und zu durch Fisch ersetzen. Knödel und ähnliches sollte man am besten von der
Speisekarte streichen und Gebratenes auf ein Minimum reduzieren. Eine kleine Zwischenmahlzeit am Nachmittag ist
gut für Kinder. Erwachsene sollten diese auslassen.

Das Abendessen sollte gegen 18 Uhr eingenommen werden. Auf dem Tisch haben wir Reis, Gemüse, Salate, Obst
und Fisch. Für diejenigen, die nicht körperlich arbeiten, ist
im Sommer jeden zweiten Tag ein leichtes Abendessen zu
empfehlen, das aus leichtem Gemüse, Salaten, mit Joghurt
angemacht, oder frischem Obst bestehen soll. Ein leichtes
Abendessen stimuliert die geistige Arbeit. Wir sollten auch
darauf achten, abends die Portionen ein bißchen kleiner zu
halten.

Als Getränke sind Mineralwasser oder Mineralwasser mit
Obstsäften vermischt am besten. Auf schwarzen Kaffee, Bier
und alkoholische Getränke sollten wir nach Möglichkeit
verzichten.

Die übliche Ernährung des heutigen Menschen, Kantinenes-
sen oder Schnellgerichte, entspricht den yogistischen Prin-
zipien zwar nicht, aber es sollte nicht so weit kommen, daß
man sich wegen seiner Essensbedürfnisse schuldig fühlt. Eine solche Haltung ist übertrieben.

> Das Essen soll für den Körper gesund sein. Es soll
> schmecken und am gedeckten Tisch eingenommen wer-
> den. Essen ist keine Schande, aber es ist falsch, zu viel
> und wahllos zu essen, in Eile und ohne Atmosphäre.

Jeder Bissen soll vollkommen durchgekaut werden, wir sollten uns auf das Kauen konzentrieren, am besten in Ruhe
und Stille. Beim Essen soll möglichst nicht gesprochen werden, es ist auch nicht richtig, Radio dabei zu hören, Zeitung
zu lesen oder sich vom Fernseher berieseln zu lassen.

Gewohnheiten wie das Rauchen, Kaffeekonsum, Alkohol,
das Verwenden von verschiedenen halluzinogenen Opiaten
oder das Einnehmen stimulierender Mittel sind aus yogisti-
scher Sicht völlig abzulehnen.

Wer Vegetarier werden will, sollte nicht plötzlich mit dem Fleischessen aufhören, sondern die Mengen langsam reduzieren, bis nach einer gewissen Zeit eine harmonische Ernährung erreicht ist, die zu unserem Organismus paßt. Eine plötzliche Änderung der Eßgewohnheiten kann schädlich sein, besonders für Leute mit chronischen Erkrankungen. Dies gilt ebenso für einen plötzlichen Übergang auf Rohkost.

Das Kollath-Frühstück

Professor Werner Kollath lebt in Amerika und ist ein weltweit bekannter Diätiker und Arzt. Die neue Art von Frühstück wird nach ihm benannt; hier das Grundrezept:

Zutaten pro Person: 30–40 g (2–3 Eßlöffel) frisches Vollkorn-Weizenschrot; 3–5 Löffel Wasser; 1–2 Löffel Zitronensaft; 15 g Trockenfrüchte, geschnitten; 100 g frisch geraffelte Äpfel, auch andere Früchte, je nach Jahreszeit; 1 Löffel Mandeln und Haselnüsse, um das Ganze schmackhaft zu machen.

Am Abend: 30 bis 40 g Weizenschrot in eine Tasse geben (Weizenschrot läßt sich in einer Kaffeemühle leicht herstellen), 3–5 Löffel Wasser (nie Milch) dazugeben, rühren und bei Zimmertemperatur bis zum Morgen stehenlassen (20° Celsius). Während der Nacht gehen die Zerealien auf und werden zu einem festen Teig, wobei Fermentationsprozesse stattfinden, welchen die leichte Verdaulichkeit und der diätetische Wert des Kollath-Frühstücks zuzuschreiben sind. In einem anderen Gefäß weicht man 15 g geschnittene Trockenfrüchte auf (Feigen, Rosinen, Datteln).

Am nächsten Morgen den Inhalt der beiden Gefäße mischen, 1–2 Löffel frischen Zitronensaft beigeben, ferner 100 g geraffelte Äpfel oder Birnen oder auch zerdrückte Früchte, je nach Jahreszeit, wie Erdbeeren, Kirschen, Pflaumen, Pfirsiche usw. Das Gemisch mit geraspelten Haselnüssen oder Mandeln überstreuen.

Zur Abwechslung kann man frische Sahne, Mandel- oder Haselnußcreme oder einen Löffel Bienenhonig beimischen. Dieses Frühstück wird saftig, nicht aber flüssig sein. Wer einen guten Appetit hat, kann nachher Vollkornbrot mit Weißkäse essen. Die Äpfel werden frisch geraffelt, um eine Oxidation zu vermeiden. Man benutze immer eine nichtrostende Raffel, ihre Fläche muß blank bleiben.

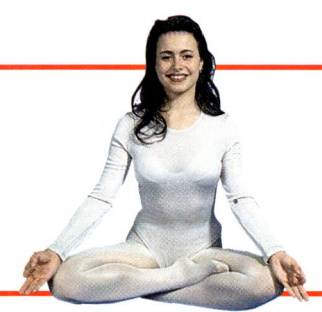

Allgemeine Voraus- setzungen

Altersgrenzen

Beim Alter sind nach oben keine Grenzen gesetzt. Der älte-re Mensch sollte sogar viel üben, da er mehr Zeit hat und die yogistischen Positionen ihn fit und beweglich halten. Beginnen sollte man mit Yoga am besten mit Beginn der Pu-bertät. Mit kleineren Kindern kann man auch eine eher spielerische Art von Yoga praktizieren, aber sie sind noch nicht in der Lage, intensiver in die Übungen einzusteigen.

Der Gesundheitszustand

Der moderne Mensch braucht einen Ausgleich zu seiner beruflichen Tätigkeit. Er braucht in der Regel Bewegung und Entspannungsmöglichkeiten, die dem Streß des Alltags entgegenwirken.
Es gibt kaum einen Gesundheitszustand, bei dem zu diesem Zweck von Yoga abzuraten ist. Bei einigen Krankheiten muß man auf gewisse Übungen verzichten, aber die Atem-technik oder die Entspannung kann man fast immer prakti-zieren. Im Zweifel konsultieren Sie bitte Ihren Arzt.

Beweglichkeitstest

Jeder, der mit Yoga beginnen will, muß seinen Körper durch verschiedene Positionen zunächst testen. Mit Einfühlungs-vermögen sollte man auf die Signale der Gelenke und inne-

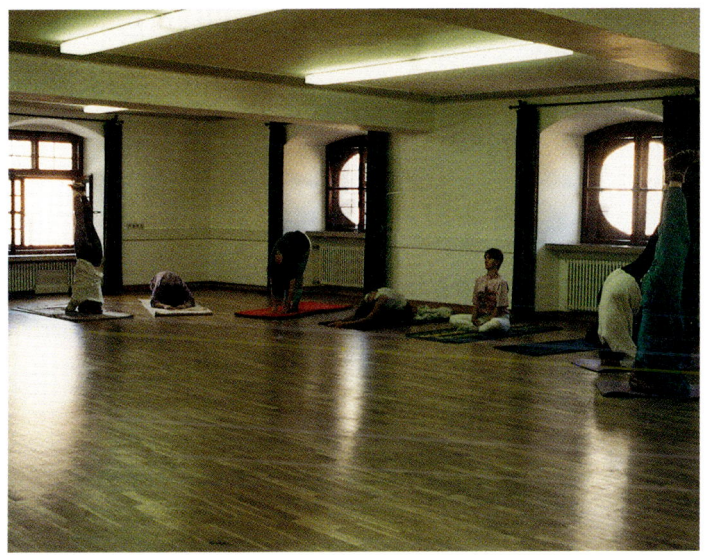

Yoga kann an unterschiedlichen Übungsstätten praktiziert werden.

ren Organe achten und entsprechende Übungen auswählen. Übungen, die ihm anfangs unangenehm erschei-
nen oder etwa Schmerzen verursachen, sollte er erst in Angriff nehmen, nachdem sein Körper kräftigere und elastischere Muskeln und Gelenke bekommen hat.

Die Übungsstätte

Wir sollten auf einem festen und ebenen Untergrund üben,
zum Beispiel auf Parkettboden oder Teppich, auf dem wir
eine Decke, eine Übungsmatte oder ein größeres Handtuch
ausbreiten. Es ist von Vorteil, wenn wir am Anfang immer
den gleichen Platz in der gleichen Umgebung für unser yo-
gistisches Üben wählen. Dadurch baut sich eine gewisse
Gewohnheit auf.
Das Zimmer sollte aufgeräumt sein, Blumen können unter
Umständen sehr angenehm wirken. Dieser Raum soll unsere Oase sein und schon wenn wir ihn betreten, positiv auf

unsere Sinne wirken. Es sollten Ruhe und eine angemessene Temperatur herrschen. Später, wenn wir in der Yogapraxis vorangeschritten sind, spielt der Übungsplatz keine große Rolle mehr, denn der Fortgeschrittene kann sich der Umgebung und den Umständen leichter anpassen.

Wir können aber auch in der Natur üben, auf der Wiese, am Strand, an einem Fluß. Dann sollten wir aber nicht durch Insekten, Hitze, Wind oder eventuelle Zuschauer gestört und abgelenkt werden.

Die Bekleidung

Die Bekleidung muß bequem sein und darf uns bei unseren Bewegungen nicht einengen. Wir sollten darauf achten, daß sie nur aus Naturfasern besteht. Schmuckstücke sowie Brillen sollten wir ablegen. Wir üben barfuß oder in Socken. Die Bekleidung sollte so leicht wie möglich, aber an die Raumtemperatur angepaßt sein.

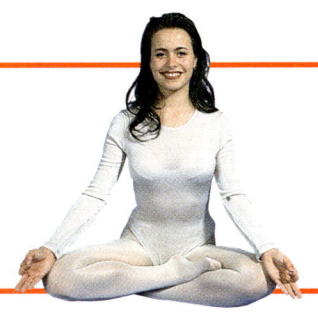

Atmung
und Vitalität

Die verschiedenen Atmungsvarianten und Pranayama (= gelenkte Atemtechnik) haben einen großen physiologischen Effekt. Ihr Einfluß auf die Gesundheit ist sehr vielseitig.

Die Atemübungen belasten alle Atemmuskelpartien, und schon nach kurzer Zeit kann man eine effektive Vergrößerung der **Lungenkapazität** feststellen.

Darüber hinaus wirken sie äußerst anregend auf die **Herztätigkeit**. Der bei der Ausatmung in der Brust entstehende Unterdruck erhöht die Zirkulation des Bluts vor allem in den großen Venen. Bei starkem Überdruck in der Brust wird der Kreislauf wiederum gedrosselt. Die rhythmische Aus- und Einatmung hat einen regulierenden Einfluß auf die Herztätigkeit und den Herzrhythmus und damit auch auf die Blutzirkulation.

Die Wirkung der Pranayama bekommen aber auch die **Bauchorgane** zu spüren, da jede ihrer Varianten das **Zwerchfell** in Anspruch nimmt. Bei eher starker Kontraktion, wenn die Bauchwand nach vorne geht, schieben sich alle inneren Organe nach unten. Bei der Ausatmung, die mit dem Zurückziehen des Bauches verbunden ist, bewegen sich die Organe wieder nach oben. Dies kann man als eine Massage der Bauchorgane bezeichnen. Eine harmonische Verbindung zwischen den Bauchorganen und dem Atmungsrhythmus entsteht.

Darüber hinaus haben die durch gelenkte Atemtechnik herbeigeführten Veränderungen eine große Bedeutung für die Absorbierung des Sauerstoffes und alle komplizierten biochemischen Vorgänge, die mit dieser in Verbindung stehen.

Pranayama

Das Wort Prana hat mehrere Bedeutungen: Atmung, Leben, Luft und auch Seele. Im Plural bedeutet es soviel wie Lebensatmungen oder Atmungen des Lebens. Pranayama bedeutet Breite, Ausbreitung oder Begrenzung. Die alten Yogis kannten den natürlichen Atemrhythmus und spürten die Zerstörung des gesunden Lebensrhythmus durch den Alltag der Zivilisation.

Disharmonien des Atmungsrhythmus stören die Harmonie der ganzen Person und letztlich auch die Beziehung zu anderen Menschen – zu der Einheit des Lebens. Das autonome Nervensystem ist empfindlich, Zustände wie Spannungen, Eile, Angst, Bösartigkeit, Haß usw. bewirken in unserem Körper disharmonische Vibrationen, die die Funktionstüchtigkeit einzelner Organe einschränken. Heute ist bestätigt, daß Streßsituationen nicht nur Veränderungen in der Qualität des Blutes und an den Venenwänden bewirken, sondern daß sie auch Atmung und Herzrhythmus beeinflussen, und man wird sicher weitere Zusammenhänge zwischen Streß, Atmung und Organen entdecken.

Die vollständige Atmung

Die vollständige yogistische Atmung besteht aus drei Phasen. Sie kann im Sitzen, Liegen oder auch im Stehen praktiziert werden.

Zwerchfellatmung (auch Untere Atmung)

Wir atmen voll aus und konzentrieren uns auf den Bauchbereich. Dann atmen wir still durch die Nase ein und füllen den untersten Teil unserer Lungen mit Luft, der Bauch bewegt sich dabei etwas nach oben. Das Zwerchfell geht nach unten und massiert dabei die Bauchorgane. Wenn wir wieder ausatmen, geht der Bauch langsam zurück, und die Luft entweicht nach oben. Bei dieser Art der Ausatmung bewegt sich der Bauch, aber die Brust bleibt ruhig.

Brustkorbatmung (auch Rippen- oder Mittlere Atmung)

Zunächst atmen wir voll aus und konzentrieren uns auf den Brustbereich. Dann atmen wir still durch die Nase ein und breiten dabei die Brust von unten nach oben aus. Bei der Ausatmung ziehen wir natürlich die Brust wieder zurück und drücken dabei die Luft nach oben. Die ausgeatmete Luft hat den Brustbereich ausgefüllt, dieser bewegt sich daher, aber Schlüsselbein, Schulter und Bauch bleiben ohne Bewegung.

Schlüsselbeinatmung (auch Lungenspitzen- oder Obere Atmung)

Wir atmen voll aus und konzentrieren uns dabei auf den Schlüsselbeinbereich. Die Einatmung ist begleitet vom langsamen Hochziehen des Schlüsselbeins und der Schulterblätter, Bauch und Brust beteiligen sich dabei nicht. Dann atmen wir still durch die Nase aus. Diese Art des Atmens wird einfacher, wenn wir den Bauch langsam zurückziehen.

Einüben der vollständigen Atmung

Vollständige yogistische Atmung bedeutet Verbindung aller drei Schritte. Wir konzentrieren uns auf die Atmung und füllen den ganzen Körper mit Pranaenergie. Bevor wir mit der Atmungstechnik beginnen, stoßen wir immer die ganze Luft aus der Lunge aus. Die Einatmung beginnt mit leichten Bauchbewegungen nach oben, dabei breitet sich unsere Brust leicht aus, und zuletzt heben wir auch das Schlüsselbein und die Schulterblätter nach oben. Bei der Ausatmung ziehen wir erst den Bauch zurück, dann die Brust und zuletzt das Schlüsselbein mit den Schulterblättern. Wenn wir lernen, während der Übung unsere Atmung zu beobachten, finden wir den natürlichen Atmungsrhythmus automatisch.

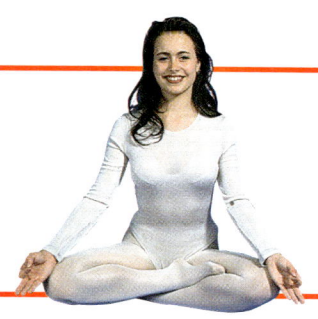

Entspannung

Entspannung ist eine große Kunst und gehört zu den zentralen Themen des körperlichen Yogas. Sie kann nicht durch einen starken Willen erreicht werden, statt dessen wird eine konzentrierte gefühlsmäßige Verbindung mit dem ganzen Körper hergestellt, und der Befehl, zu entspannen, wird dann an Muskelpartien, Gelenke und die inneren Organe weitergegeben.

Entspannung heißt in der alten Ursprache Schabâsana, wörtlich übersetzt »Totenstellung«. Es handelt sich also um vollständige Passivität und ein komplettes Abschalten. Das heißt Ausschalten aller körperlichen und geistigen Spannungen und Ambitionen und ähnlicher Tendenzen.

Die einzige Aktivität, die erlaubt ist, ist die Konzentration, mit welcher wir den Ablauf der Übung koordinieren. Von außen betrachtet ist die ruhige und gleichmäßige Atmung das einzige Lebenszeichen. Es ist bekannt, daß Fortgeschrittene, die eine solche Position tief erlebt haben, den Muskeltonus auf ein Minimum reduzieren können.
Ein entspannter Mensch macht einen ganz anderen Eindruck als ein gestreßter und verspannter. An- bzw. Entspannung manifestiert sich hauptsächlich im Gesicht. Ein entspannter Mensch wirkt auf seine Umgebung locker und beruhigend, auch interessanter und attraktiver. Das Auftreten eines entspannten und harmonisierten Menschen wirkt angenehm und selbstbewußt, was ihm im Umgang mit seinen

Mitmenschen zugute kommen wird. Er wirkt anziehend und bekommt daher, egal, ob groß oder klein, alt oder jung, mehr Anerkennung.

Der Mensch ist aber oft angespannt, nervös und ängstlich, und dadurch viel schneller erschöpft, ermüdet und resigniert. Viele Menschen suchen einen Ausweg. Wir haben aber auch begriffen, daß wir mit Beruhigungsmitteln unsere Lebenssituation nicht verbessern können und statt dessen regenerative und harmonisierende Techniken vorziehen sollten.

Ruhe, Harmonie, persönliches Gleichgewicht und Konzentration sind nur mit Hilfe echter Entspannung zu finden. Sie bedeutet die existentielle Basis. Ein entspannter Mensch kann schnell reagieren, kann sich besser anpassen und ist wesentlich leistungsfähiger. Wir denken oft, daß nur ein Kind oder ein systematisch trainierter Sportler sich entspannen kann. Tatsächlich aber ist jeder Mensch, der Entspannung gelernt hat und diese regelmäßig praktiziert, dazu in der Lage. Die tägliche Praxis vertieft die Entspannung und verbessert die Regeneration. Darüber hinaus ist die Schabasana auch als meditative Stellung gedacht, die uns später zu großer Ruhe verhelfen kann. Die Schabasana-Position verkörpert komplette Entspannung in Verbindung mit Ruhe und regulierter Emotionalität, ein Komplex, den wir als Harmonie und existentielles Gleichgewicht empfinden. Schon nach kurzer Praxis sind wir angenehm überrascht, was wir in dieser Position erleben. Wir spüren eine Unabhängigkeit und ein wachsendes Glücksgefühl. Das physiologische und vegetative Geschehen manifestiert sich letztlich als subtile Euphorie.

Unsere Körpermuskulatur ist nur teilweise durch unseren Willen manipulierbar. Wir können praktisch nur in die mit dem Knochengerüst verbundenen Muskeln Willensimpulse schicken und dadurch eine Bewegung oder einen Spannungseffekt bewirken. Wir sprechen hier von der sogenannten längsgestreiften Muskulatur, dem roten Fleisch. Durch den Einfluß eines Nervenreizes können wir die Muskeln zusammenziehen, entspannen und anspannen. Die sogenann-

te glatte Muskulatur, welche einen großen Teil der Einge-
weide, wie Herz und Magen, bildet, und auch die Muskulatur des Verdauungstraktes, der Speiseröhre und des Darms,
mit Ausnahme des Schließmuskels, ist durch unseren Willen nicht manipulierbar.

Die verschiedenen Muskelstadien

Tonus

Tonus bedeutet einsatzbereites, leicht angespanntes Stadium der willentlich zu beeinflussenden Muskulatur, das einer Muskelaktion vorausgeht. Selbst während einer tiefen
Entspannungsphase herrscht im Muskel ein gewisser Tonus,
der jedoch auf ein Minimum reduziert ist. Vor dem Schlafen
reduziert sich der Tonus in den Muskelpartien langsam, und
die Bereitschaft zur Aktivität sinkt. Die Muskeln entspannen
sich immer mehr und fallen letztlich in eine Entspannung.

Entspannung

Ohne unser Dazutun wechseln tiefer Tonus und Entspannung während unseres Tagesablaufes in kürzeren oder längeren Abschnitten. Wir können aber durch unsere Willens-
kraft diesen Rhythmus auf ein Minimum reduzieren und damit Nervenkraft sparen. Durch Yogaentspannung kann man
innerhalb weniger Minuten Müdigkeit besser beseitigen
und den Körper regenerieren als durch mehrere Stunden
schlechten Schlafes.

Tiefe Entspannung

Tiefe Entspannung erreichen wir durch einen konzentrierten
Willenseinsatz. Sie ist der qualitativ beste Zustand des Muskels. In der tiefen Entspannung ist unser Energieverbrauch
auf ein Minimum reduziert, die Muskeln regenerieren sich.

Verspannung

Verspannung ist ein unproportionales Stadium des Muskels.
Unproportional verspannte Muskelpartien unseres Körpers

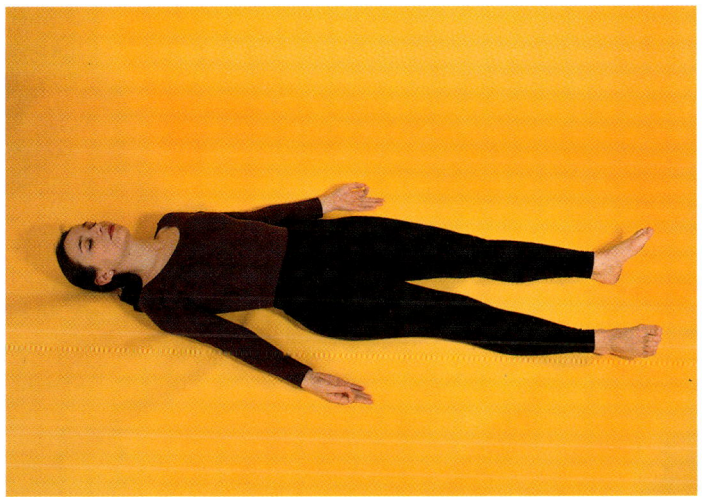

Schabasana

bedeuten einen reaktiven Energieverbrauch und fordern einen übermäßigen unsinnigen Muskeleinsatz.

Totenstellung – Schabasana

Schabasana ist eine klassische Entspannungsposition. Die Beine liegen leicht auseinander, die Arme liegen locker neben dem Körper, die Handflächen deuten nach oben oder nach innen. Die Finger sind leicht gekrümmt. Schabasana sollte auf einer harten Unterlage praktiziert werden (s. S. 48).

Vorbereitung zur Entspannung

Für unsere Entspannungsübungen brauchen wir ein ruhiges Zimmer mit verschließbarer Tür und eine angenehme Raumtemperatur. Alle Störfaktoren versuchen wir auf ein Minimum zu reduzieren, die Kleidung sollte bequem und luftig sein. Wir sind möglichst allein oder mit Gleichgesinnten im Raum.

Falls wir uns während einer Pause am Arbeitsplatz entspannen wollen, entledigen wir uns der Schuhe und lockern alle beengenden Kleidungsstücke und begeben uns in eine liegende Position. Nachdem wir uns soweit vorbereitet haben, befreien wir uns von allen lästigen Gedanken, gähnen, strecken uns, streichen leicht über die Augen und imitieren einen schläfrigen Zustand. Wir versetzen uns in die Vorruhephase des Schlafes, bis wir allmählich in komplette Passivität versinken.

Durch die Entspannung entdecken wir immer mehr unsere innerliche Welt. Solche meditativen Tendenzen sind aber begrenzt, wenn wir vor der Übung unseren Körper nicht gänzlich entspannt haben und alle Störfaktoren nicht auf ein Minimum reduziert sind.

Einfache Entspannungsvariante

Wir liegen auf dem Rücken in der Schabasana. Am Anfang versuchen wir unsere Atmung passiv und neutral zu beobachten, ohne sie manipulieren zu wollen. Wir lassen den Körper atmen. Ohne größeres Zutun stellt sich der natürliche Atemrhythmus ein. Versuchen Sie nicht durch Denken, sondern durch Einfühlungsvermögen Ihrer körpereigenen Atmung intuitiv zu folgen. Achten Sie auf alle drei Atmungsphasen: Bauch-, Brust- und Schlüsselbeinatmung.

In einer passiven Schabasana verbraucht der Organismus minimal Sauerstoff, deshalb sind auch die Atmungsbewegungen reduziert. Sie werden bald bemerken, daß die Ausatmung länger andauert und die Einatmung sich verkürzt, bis das Ausatmen schließlich doppelt so lange dauert. Versuchen Sie sich in die Phase, die nach der Respiration erfolgt, deutlich einzufühlen.

Integrale Entspannung

Wenn wir die einfache Entspannungsvariante verstanden haben und so gut es uns möglich ist praktizieren, beschäftigen wir uns jetzt mit einer kompletten integralen Entspannung.

Um eine integrale Entspannung zu erzielen, müssen wir versuchen, den Körper von unten nach oben gedanklich zu durchlaufen. Dieses konzentrierte und systematische Erfassen der spezifischen Körperteile wie Muskeln, Haut, Gelenke und Wirbelsäule etc. erfordert eine leichte Konzentration, und wir versuchen uns dabei zu entspannen.

Während der ganzen Übung ist der Körper bewegungslos, da jede kleinste Erschütterung unseren Entspannungsablauf stört. Wir beginnen mit unserer Relaxation im Fuß, steigen dann in die Wadenmuskulatur auf und systematisch weiter nach oben bis zur Beckenbodenmuskulatur, zur Leistenmuskulatur und zur Bauchmuskulatur. Es folgt das andere Bein in gleicher Weise. Dann entspannen wir die Lendenwirbelsäulenpartie, die Brustwirbelsäule und den Brustkorb, schließlich die Halswirbelsäulenmuskulatur mit Nacken und Schultermuskulatur und die vordere Halspartie mit Umgebung des Kehlkopfes, ferner die Facialismuskulatur (Gesicht), die besonders gelöst werden muß, da sie häufig extrem unter Spannung steht. Den Gesichtsbereich entspannen wir zunächst im Bereich des Unterkiefers, wobei wir feststellen können, daß die Kiefer meistens fest aufeinandergepreßt sind. Wir lockern sogar die Zunge und lösen dann den Tonus um den Mund und die beiden Nasenflügel, was zur Folge hat, daß die Wangenmuskulatur flach wird und das Gesicht ausdruckslos. Wir entspannen als nächstes die Augenlider und -brauen und die Stirnpartie. Auf der Stirn, im Nacken und in den Schultern sitzen Verkrampfungen, die aus Angst und Sorgen entstehen. Zum Schluß entspannen wir sogar die Kopfhaut. Dann begeben wir uns zu den Fingerspitzen und lösen die Fingerspitzen einzeln. Anschließend lockern wir Handflächen und Handrücken. Danach begeben wir uns vom Handgelenk über Ellenbogen bis zum Schulterkopf und lösen auf diesem Wege den Muskeltonus von Unter- und Oberarmen. Es ist zu empfehlen, das Gesicht danach noch einmal zu entspannen, weil dort die Lockerung am schwierigsten zu erreichen ist. Nachdem der ganze Körper nun von unten nach oben entspannt worden ist, wiederholen wir den gesamten Vorgang, aber diesmal noch detaillierter, um den Resttonus zu beseitigen. Dieser Durchlauf darf etwas schneller praktiziert werden, da die Konzentration jetzt erhöht ist.

Die Schwere

Durch das vorherige Stadium der integralen Entspannung haben wir die Möglichkeit, den Körper mehr oder minder zu entspannen, jedoch durch die Konzentration auf die vielen Muskelpartien haben wir den endgültigen Entspannungszustand noch nicht wahrnehmen können. Wir verhalten uns weiterhin absolut unbeweglich, um das Gefühl der Schwere zu erleben. Wir spüren langsam die Anziehungskraft der Erde auf unseren Körper, ähnlich einem Magneten. Unser Körper besitzt tatsächlich genügend Schwerkraft, um diese Anziehung zu spüren. Jede Muskelfaser, jeder Tropfen Blut, jedes Molekül unseres Körpers unterliegt dieser Anziehungskraft. Unser Körper wird tatsächlich in allen Körperabschnitten schwer und unbeweglich.

Auch die Hände sind schwer und unbeweglich, und es breitet sich ein schweres Gefühl in den Unterarmen und den Schultern aus.

Nach der Erfahrung der kompletten Schwere versinkt unser Körper in vollkommener Passivität, in welcher der Reiz vom Gehirn zu den Nervenbahnen der Muskeln auf ein Minimum reduziert wird, wodurch die Nerven in einen Ruhezustand geraten und es zu einer Empfindung der Körperlosigkeit kommt. Diesen Effekt empfinden wir auch als Schwerelosigkeit. Auch die Nervenzellen befinden sich jetzt im entspannten Zustand.

Regeneration durch Entspannung

Die integrale Entspannung hilft uns, uns in kurzer Zeit zu erholen und zu regenerieren. Diese Fähigkeit, die wir systematisch aufgebaut haben, schnell und gründlich abzuschalten ist unsere neue Geheimwaffe zur Wiederbelebung von Körper und Geist.

Wenn die Entspannungsübung beendet ist, versuchen wir wieder in die Realität zurückzukehren. Wir beleben nach und nach unsere Muskeln, wobei wir mit den Händen beginnen. Wir ballen sie langsam zu einer Faust. Wir strecken unseren Körper, reiben die Augen und verhalten uns so, als ob wir aus einem tiefen und erholsamen Schlaf erwachen. Wir praktizieren diese Entspannungstechnik jedoch nicht als Einschlafmittel, da uns sonst das Erlebnis der Harmonie und Ruhe verlorenginge. Durch tägliches Üben und mehrminütiges Wiederholen der integralen Entspannung wird sich das Ergebnis verbessern. Bald schon ist die Entspannung keine Pflichtübung mehr und die Konzentration keine anstrengende Haltung, sie werden eine Oase der Ruhe in unserem oft chaotischen Tagesablauf.

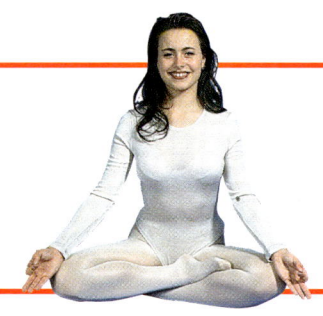

Körperübungen

Âsana bedeutet im Yoga Körperposition. Und dieses bedeutet wiederum Verweilen inmitten der unruhigen Aktivität des Lebens. Bei unseren Bemühungen um einen gesunden Körper und um die Frische und Ausgeglichenheit unseres Geistes bieten die yogistischen Körperübungen die entscheidende Unterstützung.

Die alten Texte sprechen von über acht Millionen Asanen. Alle Wesen befinden sich in jedem Augenblick in einer bestimmten Position. Âsana bedeutet aber weiter, sich dieser Position bewußt zu sein. Aus diesen unzähligen Möglichkeiten sind nach alten Vorstellungen etwa 32 Positionen für die psychophysiologische Regeneration eines Menschen wichtig. Mehrere Positionen davon haben Namen von Tieren und sind damit gewissermaßen charakterisiert, manchmal besteht auch ein Zusammenhang mit alten Mythen, Symbolen oder Gottheiten. Wir können sie aber auch als Stufen der menschlichen Erkenntnisse verstehen.

Durch Yoga versucht man sich von Unreinheiten des Körpers und Denkens zu befreien, um dann einen Zustand der Harmonie und des inneren Friedens zu finden. Diesen Status kann man nach yogistischen Vorstellungen nur durch systematische Praxis erreichen.

Natürlich beginnen wir diesen Weg mit der »Reinigung« des Körpers. Schrittweise regenerieren wir das Nervensystem, stimulieren die Funktionen der Organe und der innersekretorischen Drüsen und stärken damit unsere Lebenskraft. In den verschiedenen Positionen lernen wir die subtilen Bereiche unserer Person zu kontrollieren und versuchen langsam, die Impulse zu verstehen, die aus unserem Unterbewußtsein auftauchen. Wir üben mit dem Ziel, unserem disharmonischen Lebensstil entgegenzuwirken, indem wir unseren Körper und unser Bewußtsein langsam in Gleichgewicht und Harmonie bringen.

Ohne eine feste Grundlage kann man kein Haus bauen, und so muß man auch im körperlichen Yoga gewisse Grundbausteine bzw. Grundpositionen kennen, bevor man eine Verbesserung der Gesundheit in Angriff nehmen kann. Aber wenn wir die Übungen erst einmal richtig auswählen und korrekt durchführen können, wirken sie wie Medikamente – aber eben ohne deren unerwünschte Nebenwirkungen.

Wir üben in einem ruhigen, sauberen und gut durchgelüfteten Zimmer, auf dem Balkon, im Garten, auf der Wiese oder sogar am Strand. Zum Üben brauchen wir eine Übungsmatte oder eine Decke. Es ist natürlich gut, wenn wir allein üben können oder mit jemandem, der auch Yoga praktiziert. Störungen behindern unsere Konzentration und damit auch die Wirkungen der Kompositionen auf Körper und Sinne. Unsere persönlichen Probleme, Eile, Unzufriedenheit etc. lassen wir hinter uns. Schon am Anfang lernen wir, uns von den Dingen zu befreien, die uns beunruhigen. Yoga lehrt uns, in der Gegenwart zu leben.

Vor dem Beginn der Übung liegen wir auf dem Rücken und schließen dabei die Augen. Die Arme legen wir ein paar Zentimeter neben den Körper, mit der Handfläche nach oben. Die Beine sind auch 30–40 cm auseinander. Wir machen ein paar harmonische Ein- und Ausatmungen und lenken die ganze Konzentration nach innen. Wir entspannen den ganzen Körper, die inneren Organe und auch das Denken. Wir konzentrieren uns auf unsere Ein- und Ausatmung, auf die belebende Kraft des Prana. Das ist die Schabasana-Position, in welcher wir mindestens fünf Minuten bleiben.

Wenn wir die Asanas frühmorgens bei Sonnenaufgang praktizieren, finden wir Inspiration und Energie für den ganzen Tag. Wenn wir abends bei Sonnenuntergang oder noch später üben, schenken uns die Asanas Ruhe und einen erholsamen Schlaf. Frühmorgens, wenn der Körper ausgeruht ist, machen wir Asanas mit größerem Gefühl für die Muskeln und Gelenke, abends ist der Körper gelenkiger, so daß wir uns mehr auf den geistigen Aspekt konzentrieren können. Asanas müssen unbedingt mit leerem Magen und Darm ausgeführt werden. Abends üben wir erst zwei Stunden nach einem leichten und drei Stunden nach einem schweren Abendessen.

Die yogistische Position entwickelt sich nach unseren Impulsen langsam, und wir versuchen uns während der ganzen Zeit auf die Bewegung und auf die statische Phase zu konzentrieren. Wir gehen in der Position nur bis zu einer gewissen Grenze, wenn wir irgendwo ein unangenehmes Gefühl spüren oder Spannung im Körper, dann müssen wir teilweise zurückkehren oder manchmal auch abbrechen. Wenn wir die letzte Phase der Position erreicht haben und sie relativ angenehm und ohne Schmerzen ist, dann entspannen wir uns und verweilen einige Zeit in der statischen Phase, um dann mit langsamen und fließenden Bewegungen in die Ausgangsposition zurückzukehren.

Hinweis: Anfänger beenden ihre Positionen mit Entspannung, d. h. mit einer Schabasana, von ein bis drei Minuten.

Schabasana

In dieser Position imitieren wir einen kompletten Passivitätszustand, in welchem jede Aktivität eingestellt wird und der Körper ohne jede Bewegung ganz still auf dem Boden liegt.

Ausgangsposition:

Wir liegen auf dem Rücken, die Arme liegen entspannt, etwas vom Körper entfernt, die Handflächen zeigen nach oben, die Beine sind leicht auseinandergestellt. Wir

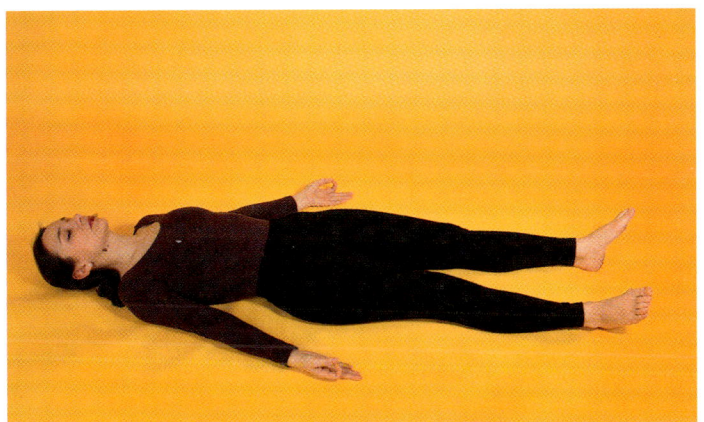

Schabasana

schließen die Augen und relaxieren den ganzen Körper. Mit unserer Konzentration entziehen wir uns unserer Außenwelt, ihren Geräuschen und Geschehnissen. Wir bleiben während der ganzen Übung bewegungslos in dem Bewußtsein, daß wir den ganzen Körper und die Sinnesorgane relaxieren. In der ersten Phase atmen wir tief und gleichmäßig, später ist die Atmung langsamer und feiner. Wir achten darauf, daß auch nicht die kleinste Bewegung oder Anspannung die Körperruhe stört. Wir konzentrieren uns immer mehr auf die gleichmäßige Aus- und Einatmung. Wenn unsere Gedanken noch immer nicht ruhig sind, verharren wir nach jedem Ausatmen einen Augenblick und konzentrieren uns dabei auf die tiefe Ruhe, die sich über den Wellen unserer Gedanken und Gefühle ausbreitet.

Es passiert manchmal, daß wir die Grenze zwischen Wachsein und Schlaf überschreiten, da die Sinnes- und Gedankenaktivität gedämpft ist, und wir verspüren eine seltsame Relaxation und Erfrischung. Schabasana sieht einfach aus, gehört aber zu den großen Künsten des Yogis.

Dauer:

Wir bleiben in dieser Position entsprechend unserem Bedürfnis etwa fünf, später bis zu 20 Minuten.

Therapeutische Wirkung:

Der moderne Mensch ist fast ununterbrochen mit Unruhe und Spannung konfrontiert. Streßsituationen wirken hauptsächlich auf die feinen Organe des Körpers – auf das Herz und das Nervensystem. Schabasana hilft, diese negativen Tendenzen und Einflüsse zu beseitigen. Durch die Schabasanapraxis wird die Herztätigkeit ruhiger, die Blutzirkulation harmonischer und auch regelmäßiger. Diese Stellung reguliert auch erhöhten Blutdruck. Fünf Minuten einer solchen integralen Entspannung regenerieren besser als eine Stunde Schlaf in mentaler und psychischer Anspannung. Wenn die Körper- und die psychischen Funktionen ausgeschaltet sind, erreicht der Mensch ein großes Glücksgefühl.

Längere Schabasana machen wir hauptsächlich am Anfang und Ende aller yogistischen Positionen, kurze Schabasana nach jeder Übung. Schabasana kann bei Einschlafstörungen, und bei gewissen psychischen und körperlichen Spanungszuständen auch vor dem Einschlafen praktiziert werden.

Schneidersitz

Der Schneidersitz gehört zu den einfachsten Positionen und ist sehr geeignet für die Meditation und Pranayama.

Ausgangsposition:

Schneidersitz

Atmung/Vorbereitung:

Ein paar ruhige und tiefe Aus- und Einatmungen. Wir versuchen den Körper ganz gerade zu halten. Die Hände ruhen auf den Oberschenkeln, und der Handrücken einer Hand liegt entspannt in der Handfläche der anderen. Die Knie sind ungefähr 10–20 cm vom Boden entfernt. Wir können die Handflächen auf die Knie legen, oder wir drehen die Handflächen um und verbinden Zeigefinger mit Daumen.

Dauer:

Wir bleiben bis zu 15 Minuten in der Position, wenn wir uns dabei wohl fühlen.

Therapeutische Wirkung:

Sie ist ähnlich wie beim Lotossitz (s. S. 62), nur im Zusammenhang mit den Hüft- und Beingelenken wird eine etwas schwächere Wirkung erzielt.

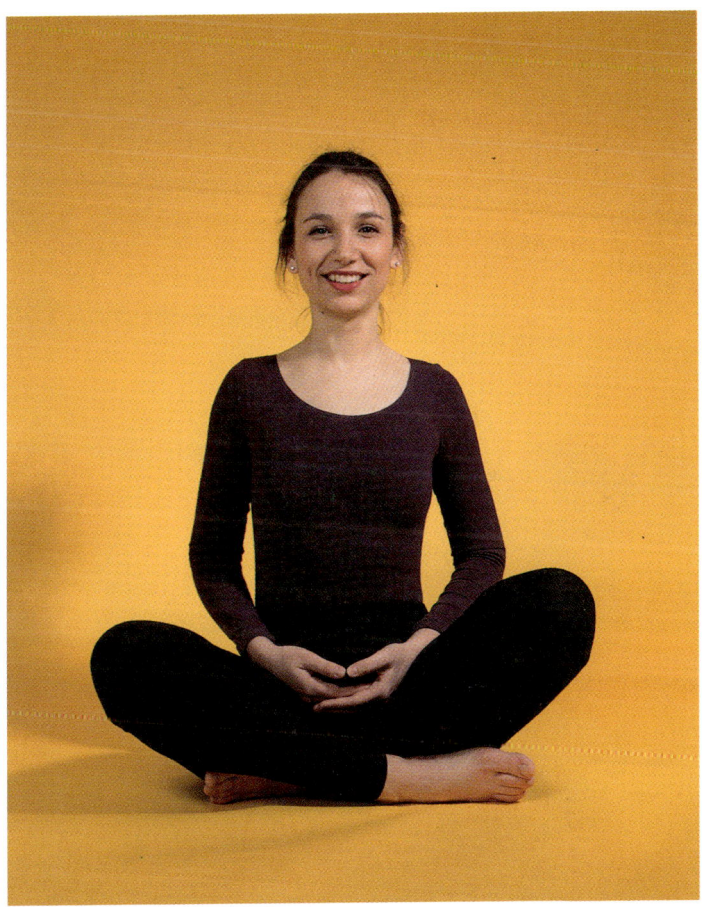

Schneidersitz

Diamantsitz

Die Diamantposition ist geeignet für die Meditation und Atemübungen.

Ausgangsposition:

Wir knien, die Knie sind ein bißchen auseinander. Wir setzen uns, wenn es geht, zwischen den Fersen auf den Boden, die Hände legen wir mit den Handflächen leicht auf die Knie und atmen ruhig und gleichmäßig. Wir beenden mit einer kurzen Schabasana.

Dauer:

Wir verweilen in der Position während der Atemübungen oder einfacher Meditation.

Therapeutische Wirkung:

Die Position dämpft rheumatische Schmerzen in den Beinen und hilft uns bei Plattfußschwierigkeiten, aber dazu

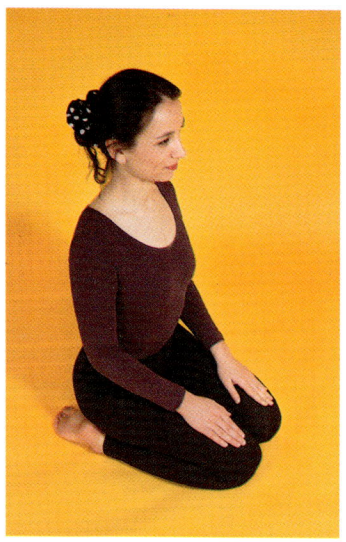

Diamantsitz

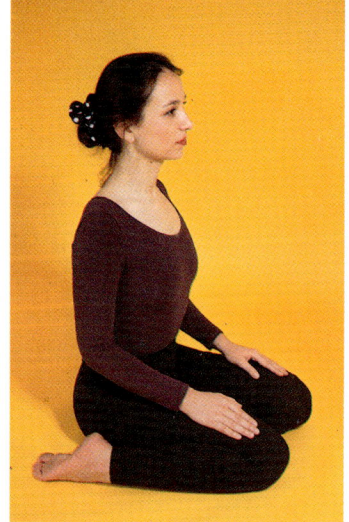

Diamantsitz

muß die Position täglich sorgfältig ausgeführt und auch über mehrere Monate praktiziert werden. Die Position stärkt die Rückenmuskulatur, was für eine gesunde Wirbelsäule wichtig ist.

Hinweis: Diese Position kann sogar nach dem Essen praktiziert werden, da sie zu einer besseren Verdauung verhilft.

Einfache Mudrastellung

Ausgangsposition:

Wir knien auf den Fersen, die Knie sind zusammen, und wir biegen den Körper langsam nach vorne und gehen mit der Stirn auf den Boden. Die Arme legen wir nach vorne, Ellbogen auf dem Boden. Wir atmen ruhig und gleichmäßig.

Dauer:

Am Anfang verweilen wir eine Minute, später verlängern wir, je nach unserem Bedürfnis, bis zu fünf Minuten.

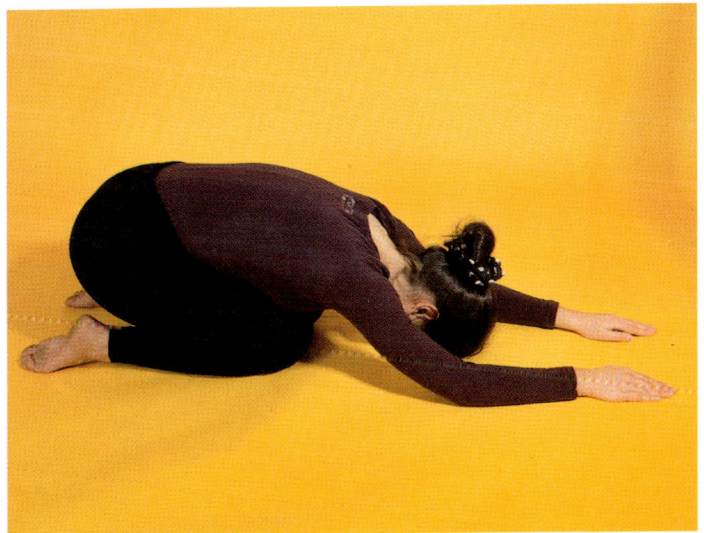

Einfache Mudrastellung

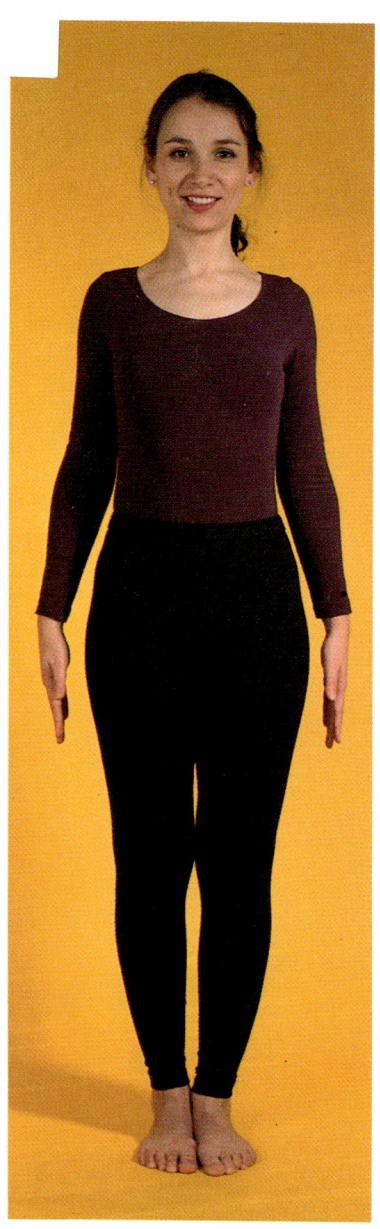

Bergposition

Therapeutische Wirkung:

Die Position reduziert rheumatische Schmerzen in den Beinen, beseitigt Müdigkeit in den Beinen, da der Kreislauf angeregt wird, heilt Plattfüße und stimuliert die Rückenmuskulatur. Das Gehirn wird leicht durchblutet.

Bergposition

Die Bergposition ist eine Stellung oder Haltung, in welcher der Mensch ganz gerade steht. Starr, fest und ohne Bewegung, wie ein Berg. Diese Position ist auch die Ausgangsposition für andere Positionen.

Ausführung:

Wir stehen gerade und drücken die Oberschenkel, Knie, Unterschenkel und Zehen zusammen. Wir spannen im Beckenbereich, in den Oberschenkeln und Knien an, die Wirbelsäule richten wir noch gerader, ziehen den Bauch ein und drücken die Brust etwas nach vorne. Das Körpergewicht ruht nicht auf den Fersen, auch nicht auf den

Zehen, sondern es ist gleichmäßig auf die ganze Fußsohle verteilt. Die Arme sind angespannt und am Körper angelegt.

Therapeutische Wirkung:

Die Körperhaltung mit einer aufgerichteten Wirbelsäule ist im Yoga sehr wichtig. Im normalen Tagesablauf kontrollieren wir nur selten, wie wir stehen. Hauptsächlich dann, wenn wir gezwungen sind, länger auf einem Platz zu bleiben. Manche haben das Gewicht oft unbewußt auf ein Bein verlagert, andere übertragen das Körpergewicht auf die Fersen oder auf die Außenseiten der Füße. Wenn das Gewicht nicht gleichmäßig auf beide Fußsohlen verteilt ist, wird unsere Haltung teilweise vor-, rück- oder seitwärts gebeugt und führt zu verschiedenen Deformationen der Beine. Dadurch leiden unsere Wirbelsäule und einige Organe. Wir fühlen uns bald müde. Die Unausgeglichenheit unserer Körperhaltung überträgt sich auf unsere Stimmung.

Bei einer richtigen Stehhaltung sollen die Fußflächen immer parallel sein, auch wenn wir breiter stehen. Die Wirbelsäule soll immer aufgerichtet sein.

Hinweis: Diese Asana ist auch als Ausgleichsposition nach dem Kopfstand empfehlenswert.

Heldposition

Ausgangsposition:

Bergstellung

Atmung/Vorbereitung:

Ein paar ruhige und tiefe Aus- und Einatmungen. Wir strecken die Arme hoch und führen die Handflächen zusammen. Wir atmen ein und stellen uns breitbeinig auf. Nach dem Ausatmen drehen wir den Oberkörper nach links, den linken Fuß 90 Grad nach links und den rechten Fuß ebenfalls etwas nach links. Das linke Bein knicken wir so, daß Ober- und Unterschenkel einen 90°-Winkel bilden. Das rechte Bein bleibt angespannt, den Kopf beugen wir zurück, die Wirbelsäule halten wir gerade und schauen auf unsere Hände. Wir atmen normal und verweilen 20 Sekunden. Nach der Ausatmung drehen wir den Oberkörper nach rechts, wiederholen die Übung auf der rechten Seite und verbleiben in der Position die gleiche Zeit. Dann atmen wir aus, kehren in die Bergposition zurück und beenden mit einer kurzen Schabasana.

Dauer:

Wir verbleiben auf einer Seite 20 Sekunden, maximal eine halbe Minute.

Therapeutische Wirkung:

Die Heldposition relaxiert und macht die steife Hals-, Schulter- und Rückenmuskulatur elastischer. Die voll geöffnete und angespannte Brust verhilft zu einer intensiveren und tieferen Atmung.

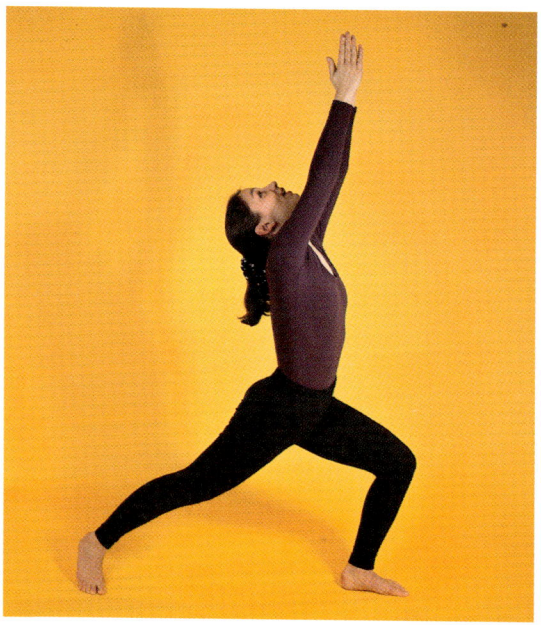

Heldposition

Hinweis: Alle Positionen im Stehen sind anstrengend, vor allem diese. Bei Schwierigkeiten mit dem Herzen ist sie daher nicht zu empfehlen.

Schiwaposition

Ausgangsposition:

Bergposition

Atmung/Vorbereitung:

Ein paar ruhige und tiefe Aus- und Einatmungen. Wir strecken den linken Arm aus und ziehen ihn 30° nach oben. Die Handfläche drehen wir in Richtung Boden. Wir knicken das rechte Bein im Knie so, daß Unter- und Oberschenkel einen 90°-Winkel bilden, dann ergreifen wir mit der rechten Hand das Fußgelenk und heben das Bein nach oben. Der

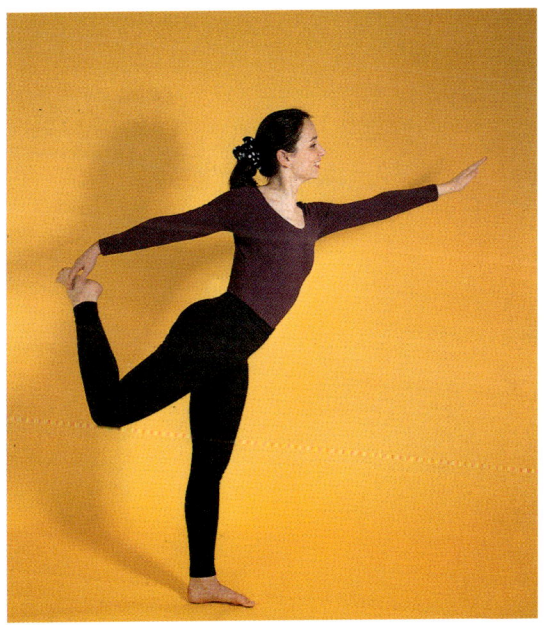

Schiwaposition

Kopf ist leicht zurückgebogen, und der Blick ist auf die Finger der linken Hand konzentriert. Das ganze Gewicht verlagert sich auf das linke Bein, das gestreckt ist. Wir atmen tief und gleichmäßig. Im Anfangsstadium verbleiben wir zehn Sekunden, dann entspannen wir Beine und Arme und kehren in die Ausgangsposition zurück. Das gleiche absolvieren wir auch mit dem anderen Bein. Die Position beenden wir mit einer kurzen Schabasana.

Fischposition

Der Fisch verkörpert in der indischen Mythologie die nicht vernichtbare schöpferische Energie.

Ausgangsposition:

Normaler Sitz, Schneidersitz oder Lotossitz (s. S. 62).

Atmung/Vorbereitung:

Ein paar ruhige und tiefe Aus- und Einatmungen. Nach der Ausatmung legen wir beide Ellbogen hinter dem Körper auf den Boden und gehen langsam mit dem Oberkörper in

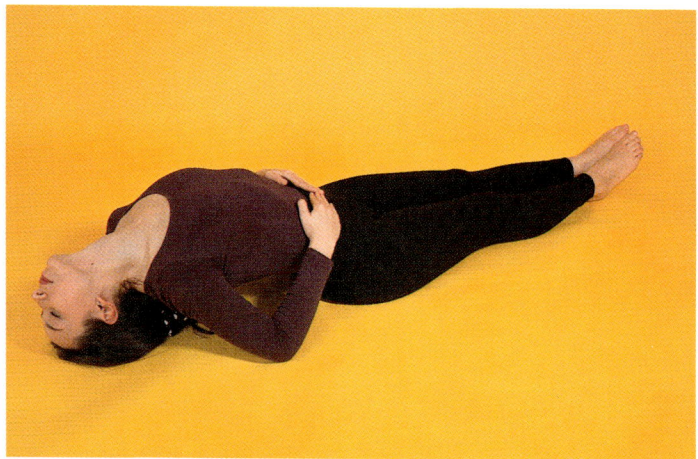

Fischposition

Richtung Boden, zuletzt legen wir den Hinterkopf auf den Boden. Der Rücken bildet einen gleichmäßigen Bogen, und die Ellbogen stützen den Körper in der statischen Phase.

Dauer:

In der Anfangsphase 30–60 Sekunden, später können wir bis zu drei Minuten verlängern.

Therapeutische Wirkung:

Die Rücken-, Hals- und Armmuskulatur wird gestärkt. Die Bauch-, Brust- und Kehlenmuskulatur wird durch die Position gedehnt. Die Brust ist dabei geöffnet, durch die Halsverlängerung stimuliert die Asana die Schilddrüse. Die Position verbessert unsere Atmung und hilft bei Asthma und chronischer Bronchitis.

Sidhaposition

Sidha ist ein indischer Philosoph und weiser Mann. Nach der indischen Philosophie hilft uns diese Position, höhere Bewußtseinsstufen zu erreichen.

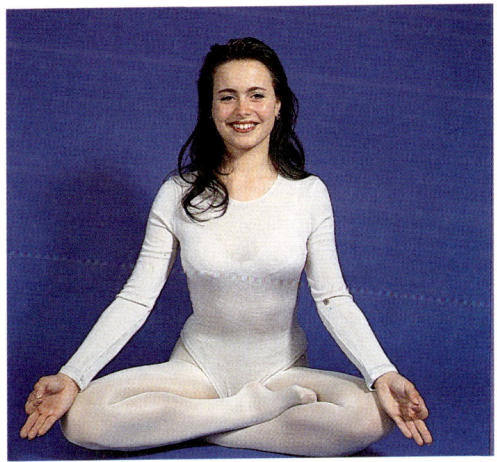

Sidhaposition

Ausgangsposition:

Wir biegen das linke Bein, das Knie drehen wir nach außen und schieben den Fuß unter das Gesäß, dann biegen wir das rechte Bein und drehen das Knie nach außen, den Fuß legen wir auf das linke Bein so, daß der Schenkel des rechten Beines auf dem innern Schenkel des linken Beines liegt, den Fuß legen wir zwischen Ober- und Unterschenkel. Die Wirbelsäule ist ganz gerade.

Atmung/Vorbereitung:

Die Atmungsvorbereitung ist die gleiche wie bei der Lotosposition (s. S. 62).

Dauer:

Wir bleiben bis zu 15 Minuten in der Position, so lange uns dies angenehm ist.

Therapeutische Wirkung:

Die physiologischen Wirkungen sind ähnlich wie beim Lotossitz. Die Position erhält unseren Beckenbereich gesund und relaxiert die Bauchorgane, sie beruhigt das Nervensystem und hält unseren Geist im Konzentrationszustand und frisch. Die Sidhastellung ist empfehlenswert für die Meditation und Pranayama.

Halbe Lotosposition

Die halbe Lotosposition ist eine Vorbereitungs-Position und Zwischenstadium für den ganzen Lotos.
Zeit, Dauer, Technik und Ausgangsposition sind dieselben wie beim Lotossitz (s. S. 62).

Ausgangsposition:

Wir biegen das linke Bein, das Knie drehen wir nach außen und schieben den Fuß unter das Gesäß. Dann biegen wir das rechte Bein wieder mit dem Knie nach außen, und den rechten Fuß bringen wir mit der Hand auf den Oberschen-

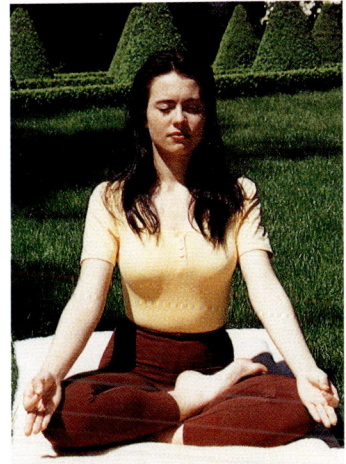

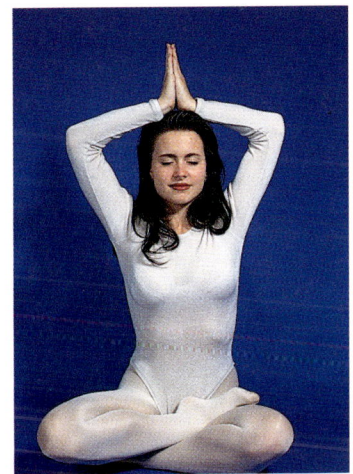

Halbe Lotosposition   **Halbe Lotosposition**

kel des linken Beines und ziehen den Fuß bis zur Leiste. Die Arme legen wir auf die Oberschenkel, die Handflächen zeigen nach oben. Oder wir legen die Handflächen auf die Knie, drehen sie nach oben und verbinden den Zeigefinger mit dem Daumen. Die Wirbelsäule muß gerade sein.

Dauer:

Wenn wir uns in der Position gut fühlen und keine Spannung oder Druck spüren, können wir beliebig lang in der Position verweilen. Diejenigen, welche die höhere Stufe der Konzentration und Meditation erreichen wollen, sollen möglichst lange in der Position verweilen. Die Konzentration auf die Atmung hilft uns, unsere Gedanken unter Kontrolle zu halten.

Therapeutische Wirkung:

Diese Position stimuliert die Funktion der Bauchorgane und verhilft uns gleichzeitig zu einer besseren Wirbelsäulenhaltung. Der Kreislauf im Becken- und Bauchbereich wird angeregt, die Rückenmuskeln werden gekräftigt, und auch die Gelenkigkeit der Hüft-Schenkelgelenke wird verbessert.

Diese Position ist empfehlenswert zur Blutdruckregulation und bei Schwierigkeiten mit den oberen Atemwegen. Die positive Wirkung ist aber abhängig davon, wie wir die Atmungsübungen in dieser Position praktizieren. Das vollkommene Gleichgewicht und die Körpersymmetrie der Stellung beruhigen das Nervensystem und bringen uns zur Harmonie der Sinne.

Hinweis: Für Anfänger ist es besser, wenn sie sich auf ein Kissen setzen – der Druck auf die Hüftgelenke und die Knie ist dadurch etwas geringer.

Diese Position nicht nach dem Essen praktizieren!

Lotosposition

Der Lotossitz ist eine der wichtigsten Meditationspositionen, die in Indien schon seit Urzeiten praktiziert werden. Die alten Texte erzählen, wie Ruhe und Geist über die niedrige Natur des Übenden herrschen. Sie tauchen aus unserem inneren Bewußtsein auf oder wirken aus unserer Umgebung auf uns.

Ausgangsposition:

Schneidersitz

Atmung/Vorbereitung:

Ein paar ruhige, tiefe Aus- und Einatmungen. Wir biegen das rechte Bein, das Knie drehen wir nach außen, nehmen den Fuß in die Hand und legen ihn auf den Oberschenkel des linken Beines bis zur Leiste. Das gleiche machen wir auch mit dem linken Bein, das wir auf den rechten Oberschenkel bis zur Leiste ziehen.

Wenn wir aber noch nicht in der Position trainiert sind und der Anfangsdruck auf die Hüftgelenke und Knie schmerzt und die vollkommene Ausführung erschwert, ist es besser, wenn wir die Position langsam steigernd aufbauen. Das heißt, ehe wir mit Lotos anfangen, trainieren wir längere Zeit den Schneidersitz, die Sidhaposition und den halben

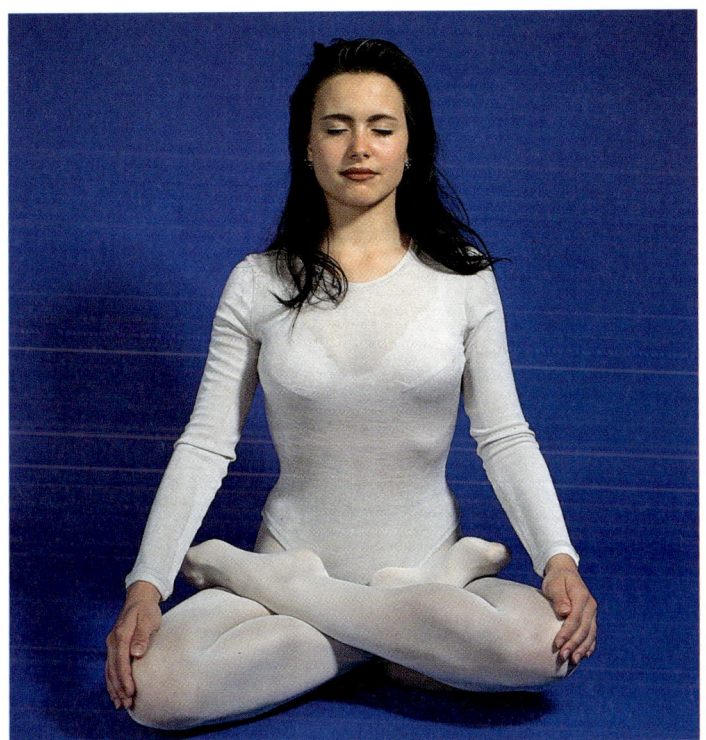

Lotosposition

Lotos, bis die Muskelpartien der Beine, die Kniebänder, Hüftgelenke und Leisten elastischer sind. Später machen wir leichte Lotosversuche, bis wir das Finalstadium erreichen. Dann kann man in der Position lange und länger meditieren, aber nur, wenn wir uns dabei wohl fühlen und keine größeren Spannungen oder sogar Schmerzen spüren.

Kobraposition

Ausgangsposition:
Wir liegen auf dem Bauch, die Arme liegen neben dem Körper.

Atmung/Vorbereitung:

Ein paar ruhige und tiefe Aus- und Einatmungen. Nach der Ausatmung knicken wir die Arme in den Ellenbogen. Die Handflächen liegen unter der Schulter und drücken auf den Boden. Wir spannen die Beine an – Oberschenkel, Knie, Unterschenkel und Zehen. Die Zehen berühren sich. Wir atmen ein und spannen die Beine und das Gesäß noch mehr. Mit Hilfe der Rücken- und Halsmuskulatur heben wir in der ersten Phase den Kopf und auch den Oberkörper und biegen uns nach hinten. Das Gewicht ruht etwas mehr auf den Händen. Mit angehaltener Atmung verweilen wir nach dem Rückbeugen zehn Sekunden in der Position, dann atmen wir aus und kehren in die Ausgangsposition zurück. Nach einer kurzen Schabasana wiederholen wir die Übung zwei- bis dreimal.

Dauer:

In der Position bleiben wir 15–20 Sekunden. Wir können die Position zwei- bis dreimal wiederholen und schieben die Hände dabei immer mehr in Richtung Becken.

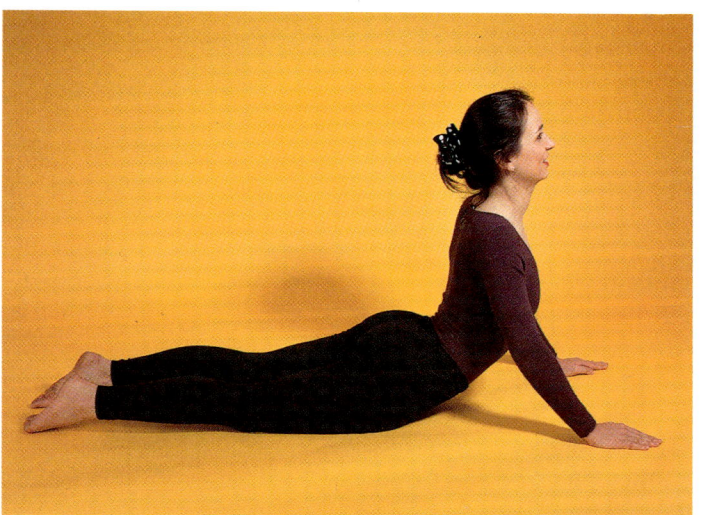

Kobraposition

Therapeutische Wirkung:

Die Kobraposition verhilft uns zu besserer Durchblutung und dadurch zur Verstärkung und Elastizität der tieferliegenden und der oberen Rücken- und Halsmuskulatur. Das sympathische Nervensystem wird stimuliert, und durch die Anspannung der Bauchmuskulatur steigt der Druck auf die Bauchorgane, was auch hier eine größere Durchblutung und Stimulationen bewirkt.

Die Nieren werden ebenfalls besser durchblutet, wodurch unerwünschte Ablagerungen allmählich weggespült werden.

Die Kobraposition hält die Wirbelsäule elastisch und hilft gegen verschiedene Blockaden und Wirbeldeformationen. Sie ist auch empfehlenswert bei Kyphose und Skoliose. Auch durch diese Position wird die Schilddrüsenfunktion angeregt.

Hinweis: Die Kobraposition ist nicht zu empfehlen bei Magenleiden, Darmtuberkulose oder bei einem Bruch im Bauchbereich. Sie sollte bei Schilddrüsenüberfunktion nicht praktiziert werden!

Heuschrecke

Ausgangsposition:

Wir liegen auf dem Bauch, die Arme liegen neben dem Körper, die Handflächen drücken wir auf den Boden. Der ganze Arm, von der Schulter bis zur Handfläche, liegt auf dem Boden.

Atmung/Vorbereitung:

Ein paar ruhige tiefe Aus- und Einatmungen. Beim Ausatmen drücken wir die Beine zum Boden und heben sie nicht mehr als 20 cm nach oben. Die Beine sind dabei angespannt und gestreckt. In dieser Position verbleiben wir am Anfang fünf Sekunden. Wir atmen normal und können die Position zwei- bis dreimal wiederholen, bis wir sie mit der Schabasana beenden.

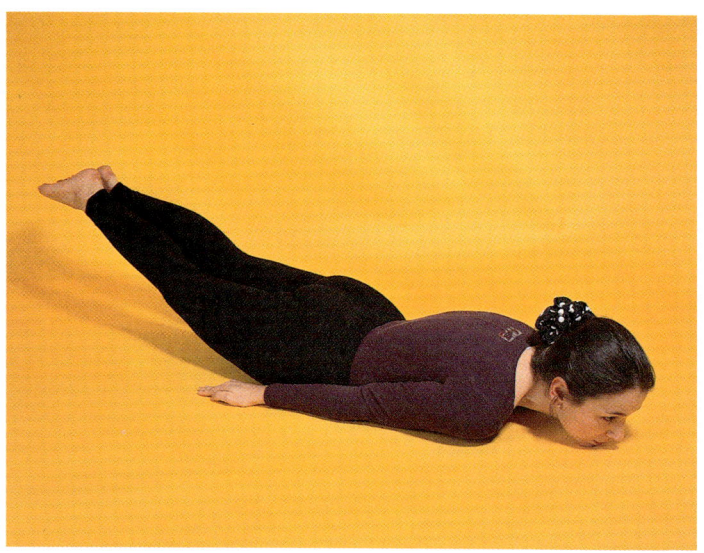

Heuschrecke

Dauer:

In der Position bleiben wir fünf bis 20 Sekunden.

Therapeutische Wirkung:

Die Heuschrecken-Position hat eine wohltuende Wirkung auf den Darmbereich und gehört in dieser Richtung zu den wirksamsten Positionen. Das viele Sitzen im Alltag macht unsere Darmwände schwächer. Mangel an Bewegung bedeutet auch begrenzte Durchblutung, d. h., auch die Nerven im Bauchbereich können die notwendigen Stimulationen nicht alleine bewirken.

Die Asana ist auch bei Prostataerkrankungen empfehlenswert.

Heuschreckenvariante

Wir liegen auf dem Bauch, die Arme liegen neben dem Körper, und die Handflächen drücken auf den Boden.

Atmung/Vorbereitung:

Ein paar ruhige und tiefe Aus- und Einatmungen. Beim Ausatmen biegen wir den Körper in der Wirbelsäule und heben den Kopf, die Brust und die Beine zusammen hoch, wie bei der Heuschrecke. Die Handflächen drücken immer noch auf den Boden. Dann biegen wir die Beine im Knie – die Unterschenkel sind angespannt – und vertikal zum Boden. Wir atmen normal. Mit der Ausatmung versuchen wir uns weiter nach oben zu heben, die Oberschenkel und die Knie drücken wir zusammen. Die Arme bringen wir auch nach oben. In der Position bleiben wir ein paar Aus- und Einatmungen lang, kehren dann in die Ausgangsposition zurück und beenden mit einer kurzen Schabasana.

Dauer:

Für diese Variante gilt dasselbe wie für die originale Position.

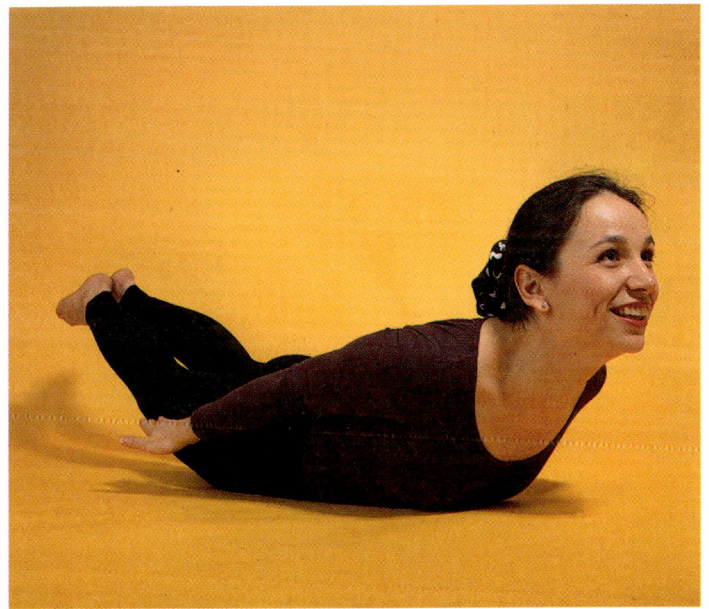

Heuschreckenvariante

Krokodilposition

Wenn wir in der Heuschreckenposition die Hände verbinden, sie auf den Hinterkopf legen und die Ellbogen nach oben drücken, ist das die Krokodilposition.

Dauer:

15 Sekunden, später verlängern auf eine halbe Minute.

Therapeutische Wirkung:

Durch den Druck auf die Bauchorgane ist dieser Bereich besser durchblutet und wird dadurch aktiviert. Die Position ist ein wirksames Mittel gegen Darmschwächen und Verstopfung. Sie wirkt auch stimulierend auf die Funktionen der Leber, Bauchspeicheldrüse und Nieren. Die Bauchmuskulatur und die Beinmuskulatur werden gekräftigt, ebenso der Becken- und Kreuzbereich. Schmerzen in diesen Bereichen werden reduziert. Die Krokodilposition hilft auch bei verschiedenen Wirbeldeformationen und Bandscheibenerkrankungen.

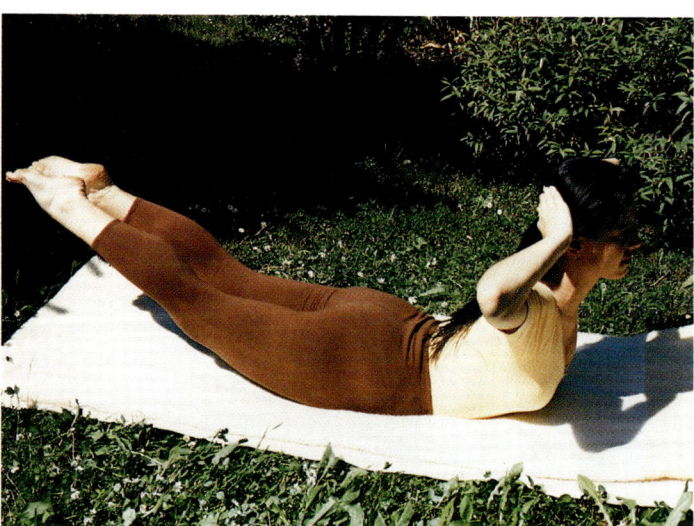

Krokodilposition

Bogenposition

Ausgangsposition:

Wir liegen auf dem Bauch, die Arme liegen entspannt neben dem Körper.

Atmung/Vorbereitung:

Ein paar ruhige und tiefe Aus- und Einatmungen, mit welchen wir den ganzen Körper relaxieren. Bei der Ausatmung knicken wir die Beine im Kniebereich, mit den Händen umarmen wir die Fußgelenke und machen noch zwei Aus- und Einatmungen. Bei der Ausatmung heben wir Kopf, Knie und Oberkörper nach oben und beugen Kopf und Oberkörper nach hinten. Die Arme sind jetzt eine Bogensehne, die den ganzen Körper spannt. Das ganze Körpergewicht ruht im Bauchbereich, nicht aber auf den Rippen oder Beckenknochen. Wenn wir am Anfang die Beine nach oben heben, lassen wir die Knie etwas auseinandergehen. Dann aber führen wir die Knie und Oberschenkel wieder zusammen, wir versuchen gleichmäßig zu atmen, auch wenn die At-

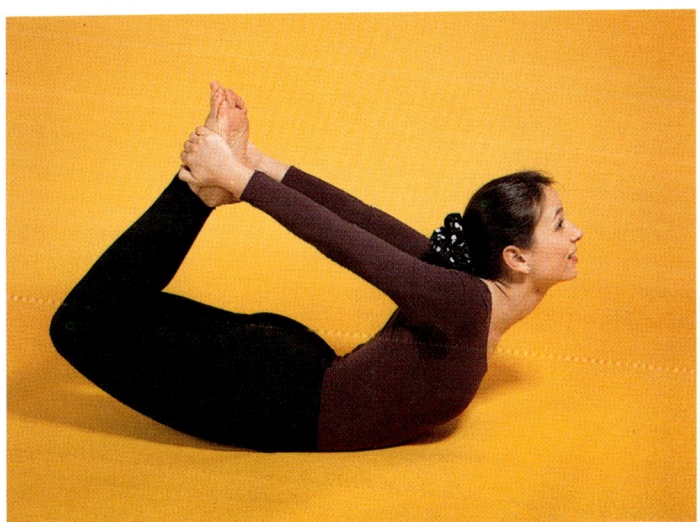

Bogenposition

mung am Anfang anstrengend ist. In der Position verharren wir 20 Sekunden. Nach der Ausatmung entspannen wir Arme und Beine und lassen den Körper gleichmäßig zurück auf den Boden gleiten und beenden mit einer kurzen Schabasana.

Dauer:

Im Anfangsstadium bleiben wir 20 Sekunden, später verlängern wir auf eine Minute oder sogar noch länger. Wir beginnen diese Position vorsichtig und verlängern jede Woche etwas mehr.

Therapeutische Wirkung:

Die Bogenposition macht die Wirbelsäule elastischer und stimuliert das sympathische Nervensystem. Rücken- und Schultermuskulatur werden durchtrainiert. Brust- und Bauchmuskulaturpartien sind angespannt und werden dadurch auch stärker durchblutet. Die Position hat eine wohltuende Wirkung auf den Stoffwechsel, reduziert das übermäßig angesammelte Fett auf dem Rücken- und im Bauchbereich.

Diese Position ist besonders empfehlenswert bei chronischer Verstopfung, bei Leberfunktionsstörungen und bei Appetithäufigkeit.

Laut der yogistischen Tradition werden hauptsächlich die Funktionen der Drüsen der inneren Sekretion, Schild-, Geschlechts- und Bauchspeicheldrüse stimuliert. Die Position hilft daher bei beginnender Impotenz und ist auch für Diabetiker geeignet. Auch Schilddrüsen- und Gehirnfunktionen lassen sich durch diese Übung steigern. Die Bogenposition erleichtert Menstruationsbeschwerden.

Froschposition

Ausgangsposition:

Wir liegen auf dem Bauch, die Arme liegen entspannt neben unserem Körper.

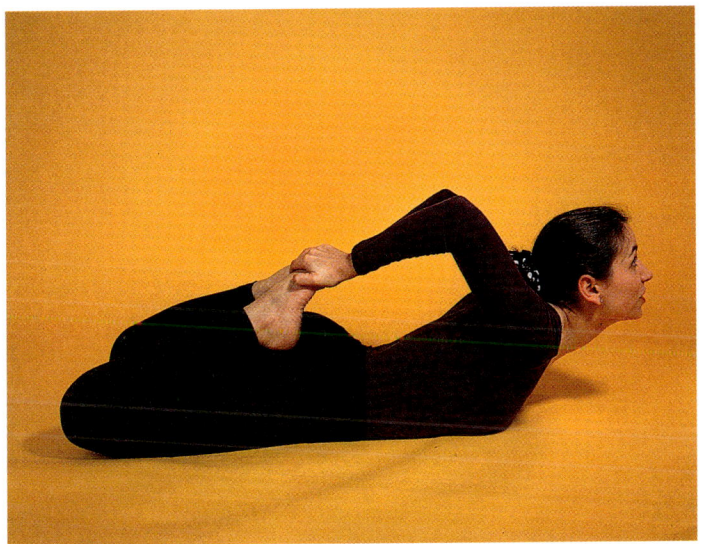

Froschposition

Atmung/Vorbereitung:

Ein paar ruhige, tiefe Aus- und Einatmungen. Nach dem Ausatmen beugen wir die Beine und versuchen die Fersen zum Oberschenkel zu drücken, die rechte Hand legen wir auf die Zehen des rechten Fußes, die linke Hand auf den Rist des linken Fußes. Mit einem leichten Druck biegen wir den Rist und die Finger nach unten. Nach dem Ausatmen heben wir Kopf und Oberkörper vom Boden nach oben, beugen den Kopf nach rückwärts und schauen nach oben. Wir versuchen, mit einem leicht steigenden Druck auf den Rist, Fuß und Finger gegen die Oberschenkel zu drücken. Wir verharren 15 Sekunden und atmen dabei ganz normal. Nach dem Ausatmen entspannen wir die Hände und Füße und kehren in die Ausgangsposition zurück. Die Position beenden wir mit einer kurzen Schabasana.

Dauer:

In der Position verbleiben wir 15, später bis zu 30 Sekunden.

Therapeutische Wirkung:

Die Position verbessert die Gelenkigkeit der Knie und bildet stärkere und elastischere Kniebänder. Gedämpft werden Schmerzen in den Kniegelenken, die durch Rheumatismus oder Gicht verursacht werden. Der Druck auf die Riste hilft, die Füße intensiver zu biegen, wodurch auch Plattfüße behoben werden können. Die Position stärkt die Fußknöchel und lindert Schmerzen in den Fersen. Leute, die unter angewachsenem Fersensporn leiden, sollten diese Asana öfter praktizieren.

Drehsitz

Ausgangsposition:

Wir sitzen, beide Beine sind gestreckt und zusammen, die Arme hängen entlang des Körpers.

Atmung/Vorbereitung:

Ein paar ruhige und tiefe Aus- und Einatmungen. Wir ziehen das rechte Bein an, stellen die Fußsohle an der Außen-

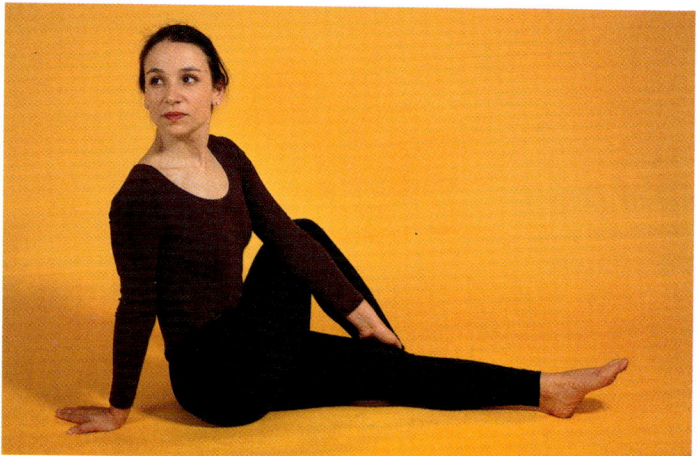

Drehsitz

seite des linken Knies auf den Boden. Der Oberschenkel des rechten Beines ist dadurch zum Bauch und zur Brust gedrückt. Nach der Ausatmung drehen wir den Oberkörper nach rechts. Die linke Handfläche legen wir auf den Boden, die Finger zeigen zum gespannten linken Bein. Die rechte Hand stützen wir unter der Schulter auf den Boden, die Finger zielen nach hinten. Wir drehen den Kopf hinter die rechte Schulter mit Blick nach hinten. Wir konzentrieren uns auf die Wirbelsäule und verweilen zehn Atemzüge, dann entspannen wir Arme und Hände und wiederholen die Position auf der anderen Seite.

Dauer:
Am Anfang verbleiben wir 15–20 Sekunden, später können wir auf drei bis fünf Minuten verlängern.

Therapeutische Wirkung:
Diese Position entspannt die Wirbelsäule, verbessert die Seitengelenkigkeit und beruhigt und entspannt das Nervensystem und unseren Geist.

Baumposition

Ausgangsposition:
Bergposition

Atmung/Vorbereitung:
Ein paar ruhige und tiefe Aus- und Einatmungen. Wir winkeln das rechte Bein an, drehen das Knie nach außen, die rechte Fußsohle legen wir auf den höchsten Punkt der linken Oberschenkelinnenseite. Die Zehen zeigen zum Boden. Wir versuchen das Gleichgewicht auf einem Bein zu halten. Dann strecken wir die Arme nach oben und legen die Hände zusammen. Wir verbleiben in dieser Position ein paar Sekunden und atmen dabei tief, dann entspannen wir die Arme und kehren langsam in die Ausgangsposition zurück.

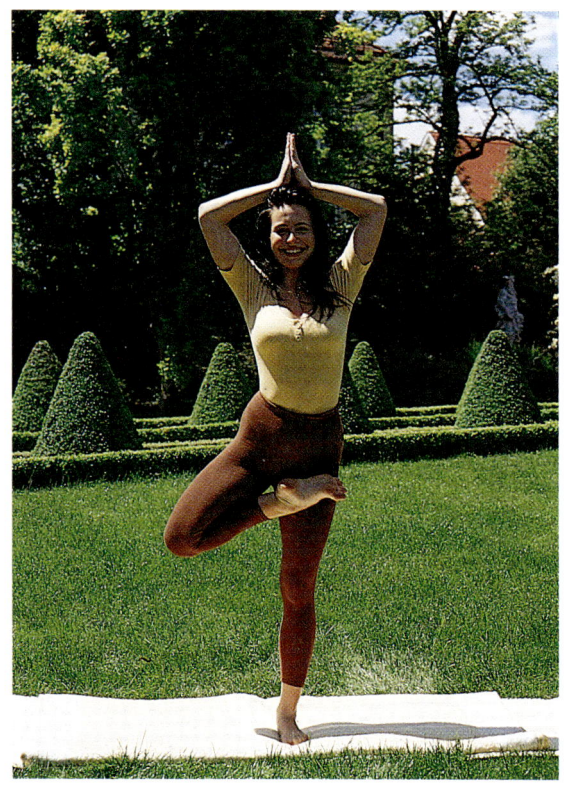

Baumposition

Dasselbe wiederholen wir mit dem anderen Bein und verweilen die gleiche Zeit.
Wir beenden mit einer kurzen Schabasana.

Dauer:

Am Anfang 15 Sekunden, später verlängern wir, entsprechend unserer Ausdauer und unseren Möglichkeiten.

Therapeutische Wirkung:

Die Position stärkt und bewirkt elastische Bein- und Armmuskulatur und verbessert das Gefühl für das Gleichgewicht.

Schiffposition

Ausgangsposition:
Wir sitzen, die Beine sind zusammen.

Atmung/Vorbereitung:
Wir machen ein paar ruhige tiefe Aus- und Einatmungen. Wir heben die Beine und umarmen die Knie und ziehen sie

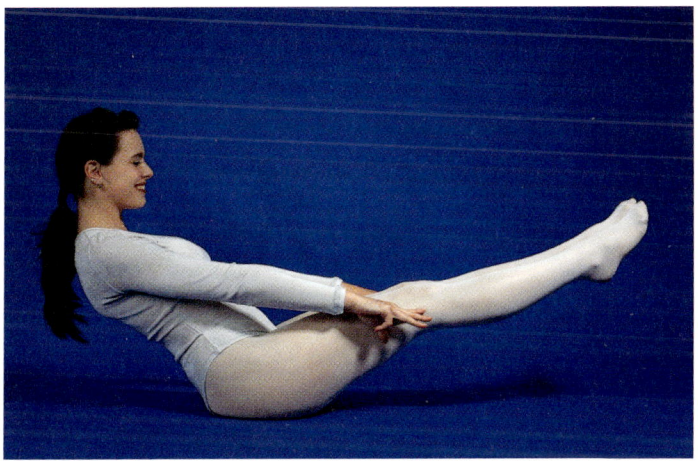

Schiffposition

bis zur Brust. Den Kopf biegen wir nach vorne zum Knie, die Fußsohlen heben wir leicht nach oben und versuchen dabei das Gleichgewicht zu halten. Nach dem Ausatmen strecken wir langsam die Beine, bis wir etwa einen 45°-Winkel erreichen. Die Arme strecken wir seitlich aus. Wir atmen ruhig und gleichmäßig. In der Position bleiben wir fünf Sekunden, und nach dem Ausatmen gehen wir in die Ausgangsposition zurück. Die Übung kann man drei- bis viermal wiederholen, dabei berühren die Fußsohlen nicht den Boden. Das Halten des Gleichgewichts ist in dieser Position etwas schwierig und verlangt eine gewisse Praxis. Die Übung beenden wir mit einer kurzen Schabasana.

Dauer:

Am Anfang verweilen wir fünf Sekunden, später verlängern wir auf zehn.

Therapeutische Wirkung:

Diese Position stimuliert Bauch- und Beckenmuskulatur und die hintere Muskulatur der Beine und trainiert den Gleichgewichtssinn.

Kamelposition

Ausgangsposition:

Kniesitz, die Knie sind dabei zusammen.

Atmung/Vorbereitung:

Ein paar ruhige und tiefe Aus- und Einatmungen. Wir stützen uns mit den Handflächen von hinten im Beckenbereich, dann stützen wir die rechte Hand auf die rechte Ferse und die linke Hand auf die linke Ferse. Anschließend können wir die Hände auch auf die Fußsohlen stützen. Wir biegen uns in der Wirbelsäule und beugen den Kopf zurück. Das Becken drücken wir leicht nach vorne, die Arme sind in der letzten Phase angespannt und zielen vertikal zum Boden.

Wir können die Position auch ausführen, indem wir im Kniesitz auf den Fersen sitzen, der Körper ist stark nach vorne gebeugt, und die Stirn kontaktiert den Boden. Dann ergreifen wir die Fersen, richten langsam den Oberkörper auf und drücken das Becken nach vorne.

In der Position verbleiben wir ungefähr 30 Sekunden und atmen normal. Dann gehen die Hände langsam zum Becken und stützen sich dort. Wir gehen dann in die Ausgangsposition zurück und beenden mit einer kurzen Schabasana.

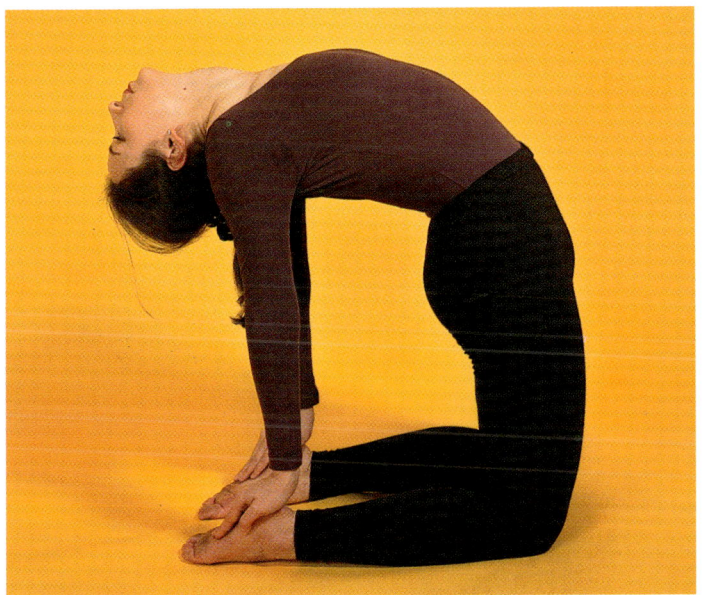

Kamelposition

Dauer:

Am Anfang verweilen wir 30 Sekunden, später verlängern wir maximal bis zu einer Minute.

Therapeutische Wirkung:

Die Position ist Leuten mit hängenden Schultern und Rundrücken zu empfehlen. Sie stärkt die Wirbelsäule und kann auch von Senioren ausgeführt werden, sofern sie keine größeren Probleme mit der Wirbelsäule haben.

Umgedrehte Position

(Einfache Variante der Kerze)

Ausgangsposition:

Wir liegen auf dem Rücken, die Arme liegen entspannt neben dem Körper, und wir machen ein paar ruhige, tiefe Aus-

und Einatmungen. Nach dem Ausatmen heben wir langsam die gestreckten Beine nach oben, bis sie mit dem Oberkörper einen Winkel von 120° bilden. Das Becken ist mit den Armen gesichert, und die Hände liegen auf den Nieren, neben der Wirbelsäule. Das Gewicht ruht auf Hals, Schultern, Oberarmen und Hinterkopf. Wir atmen in der Position ganz still und verfolgen die eigene Atmung. Nach der Ausatmung legen wir die Arme auf den Boden, langsam folgen auch der Oberkörper, das Becken und die gestreckten Beine. Das Kreuz ist während der Bewegung angespannt und drückt im Liegen auf den Boden, damit wir verschiedene Kreuzverspannungen verhindern. Die Atmung ist auch während der Bewegungsphase still und gleichmäßig. Nach der Position folgt eine kurze Schabasana.

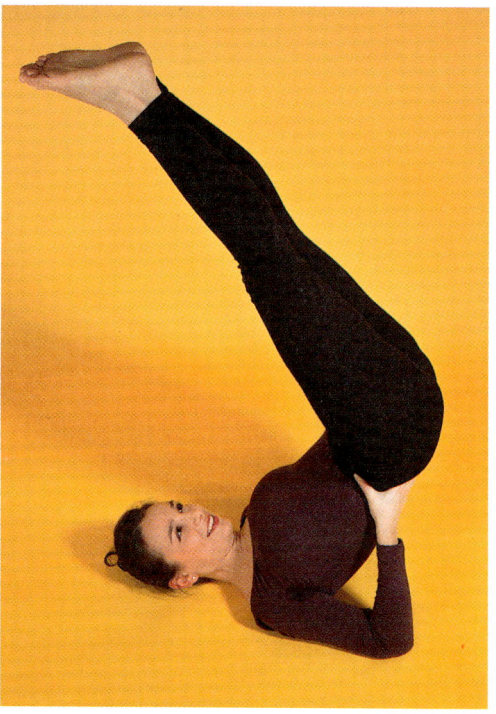

Umgedrehte Position

Dauer:

Wir beginnen mit 30 Sekunden und verlängern wöchentlich um ein paar Sekunden, bis wir uns später auf drei Minuten steigern. Die Übung soll ohne Spannung geschehen, ohne das Gefühl der Unbequemlichkeit oder eventueller Schmerzen.

Therapeutische Wirkung:

Bei dieser Position werden die Brust- und Halsorgane besonders gut mit Blut versorgt. Gleichzeitig werden die lymphatischen Wege und Beinvenen relaxiert, was zu einer höheren Elastizität der Venenwände führt. Deswegen hat diese Position auch einen wohltuenden Einfluß auf die bei vielen Leuten überbelasteten Beine.

Bei schlechter Gehirndurchblutung ist diese Asana ebenfalls sehr zu empfehlen und kann auch bei hohem Blutdruck ohne Gefahr ausgeübt werden.

Patienten und Rekonvaleszenten können diese Position in einer vereinfachten Form praktizieren. Statt sich mit den Händen im Nierenbereich zu sichern, können sie ein Kissen benutzen und es sich unter die Wirbelsäule legen.

Kerzeposition

Technik für Anfänger

Ausgangsposition:

Wir liegen auf dem Rücken, die Arme liegen entlang des Körpers, die Handflächen auf dem Boden.

Atmung/Vorbereitung:

Ein paar ruhige Aus- und Einatmungen. Nach dem Ausatmen heben wir die gestreckten Beine nach oben. Die Handflächen drücken dabei auf den Boden. Später knicken wir die Beine im Kniebereich, und die Knie landen langsam auf der Stirn. Dann stützen wir die Handflächen im Nierenbereich ab und strecken langsam die Beine nach oben. Beine

und Oberkörper bilden eine vertikale Linie. Das Körpergewicht ruht auf Hinterkopf, Schultern und Oberarmen, die
auf dem Boden liegen. Dann führen wir die Handflächen
noch etwas mehr zur Wirbelsäule, die Finger zeigen nach
oben. Wir machen ein paar Aus- und Einatmungen. Nach
der Ausatmung spannen wir die Beine etwas mehr an und
drücken die Schultern dabei auf den Boden. Das Kinn
drücken wir auf das Brustbein, und damit erreichen wir die
vertikale Stellung. Wir bleiben in dieser Position im Anfän-
gerstadium nur ein paar Sekunden. Später, nach dem Ausatmen, winkeln wir die Beine wieder an und führen die Knie
auf die Stirn. Die Oberarme gehen zum Boden, die Handflächen ebenfalls, dann folgen Rücken, Becken und die gestreckten Beine.

Technik für Fortgeschrittene

Ausgangsposition:

Wir liegen auf dem Rücken, die Hände liegen entlang des
Körpers. Wir machen ein paar ruhige Aus- und Einatmungen. Wir spannen den ganzen Körper etwas an, drücken das
Kreuz zum Boden und heben langsam beide Beine nach
oben, bis sie mit dem Oberkörper einen 90°-Winkel bilden.
Wir atmen ein und verweilen noch einen Augenblick in
dieser Phase mit gestreckten Beinen. Nach der Ausatmung
gehen die Beine weiter und heben auch das Becken vom
Boden, anschließend den Rücken, die Handflächen helfen
uns dabei mit leichtem Druck auf den Boden.
Später, wenn wir den ganzen Körper in eine vertikale Stellung gebracht haben, winkeln wir die Arme und Ellenbogen
an und stützen unseren Körper mit den Handflächen im
Nierenbereich. Wir schieben die Hände noch mehr zur
Wirbelsäule, so daß die Finger nach oben zeigen. Wir spannen die Armmuskulatur an und heben den Oberkörper
noch mehr nach oben und die Beine noch mehr in eine vertikale Stellung. Wichtig ist, daß sich der Oberkörper dabei
den Knien nähert und nicht die Knie dem Oberkörper.
Je vertikaler die Kerze ausgeführt wird, desto größer ist ihre

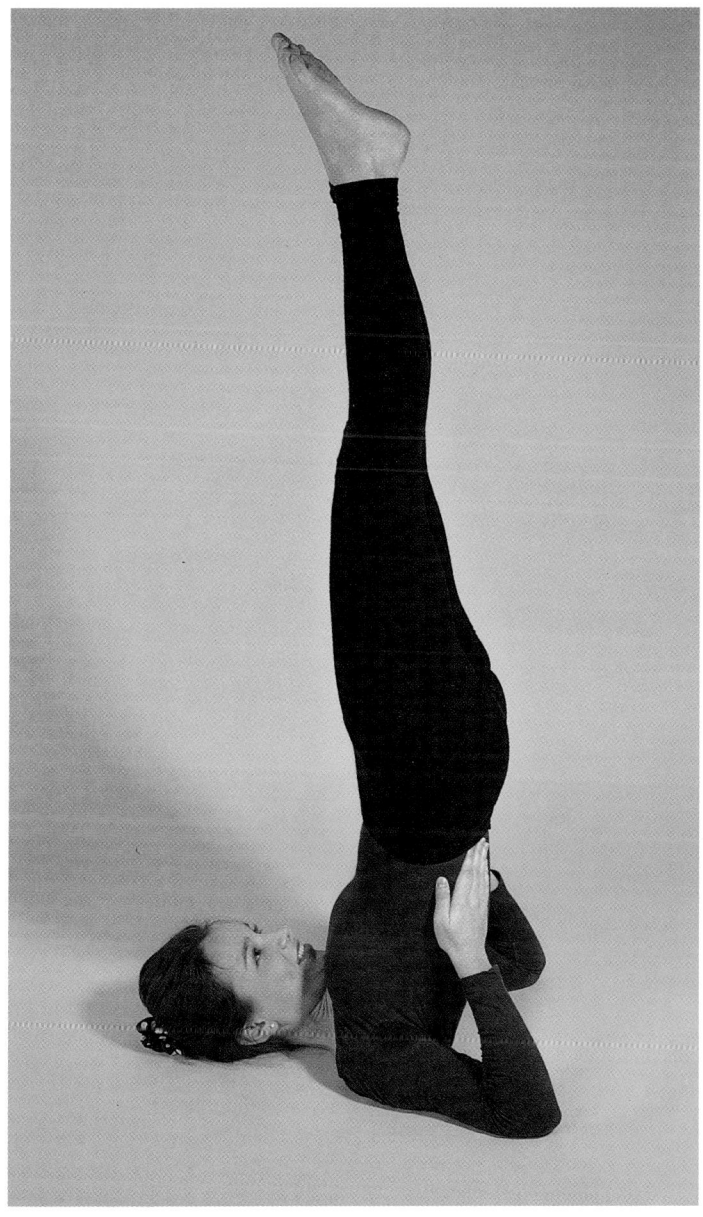

Kerze

Wirkung. In der letzten Phase steht der Körper ganz vertikal zum Boden und ist dabei leicht angespannt, die Ellenbogen sollen in einer Linie mit den Schultern auf dem Boden liegen, die Hände dienen als Stützsockel des Körpers. Das Gewicht ruht auf Hinterkopf, Schultern und Oberarmen, bis zu den Ellenbogen. Wir versuchen, die Schultern noch ein bißchen mehr Richtung Boden zu drücken. In dieser Position bleiben wir 30 Sekunden und atmen dabei normal. Nach der Ausatmung legen wir Unterarm und Handflächen auf den Boden und rollen dann langsam den Rücken und das Becken wieder auf den Boden. Die Handflächen drücken jetzt noch mehr auf den Untergrund, und die gestreckten Beine bilden langsam mit dem Oberkörper einen 90°-Winkel, dabei drücken wir das Kreuz auf den Boden, die Beine sind gestreckt, dann kehren langsam auch die Beine wieder in die Ausgangsposition zurück. Wir beenden mit einer kurzen Schabasana.

Dauer:

Am Anfang 30 Sekunden, später bis zu fünf Minuten.

Therapeutische Wirkung:

Über die Kerzeposition sagt man, daß sie eines der größten Geschenke der Alten Weisen der Menschheit ist. Sie ist als Mutter aller yogistischen Asanen zu verstehen. Sowie die Mutter sich um Harmonie und Glück im Haus kümmert, so verhilft auch die Kerzeposition zur harmonischen Funktion der Organe und dient folglich der Gesunderhaltung unseres gesamten Organismus. Sie stimuliert vor allem die Funktion der Schilddrüse. Von dieser hängen wiederum der Stoffwechsel, das Wachstum, die Körperkonstitution, der Kreislauf, der Atmungsprozeß und auch der Zustand unseres Nervensystems ab. Sie ist bedeutsam für den harmonischen Ablauf fast aller lebenswichtigen Organe.

In der statischen Positionsphase verbessert sich die Durchblutung im Rückenmark und führt somit zur Stimulation des Vegetativums. Die Kerze sorgt dafür, daß die Wirbelsäule elastisch bleibt, nach yogistischen Vorstellungen ein Zeichen von Jugend (Kleinkinder haben eine »kerzengerade« Wirbelsäule).

In umgekehrter Position fließt das Blut leichter in Richtung Herz. Die Position hat sich auch bei der Heilung von Bronchitis, Asthma, Halserkrankungen und chronischen Kopfschmerzen als sehr hilfreich erwiesen, denn die Veränderung der gravitationsmäßigen Körperbelastung wirkt wohltuend auf alle Brustorgane, verbessert, stimuliert und reguliert die Verdauung und eliminiert Nierendysfunktionen, Menstruationsbeschwerden und Gebärmutterfehlstellungen, Hämorrhoiden und Leistenbrüche.

Die Kerze kann helfen, Anämie, Darm- und Magengeschwüre und Koliken zu kurieren.

Sie erneuert die Lebenskräfte, beruhigt die Sinne, beseitigt depressive Zustände, Überreizungen, neurotische Störungen und Schlaflosigkeit.

Kleine Brücke

Ausgangsposition:

Umgedrehte Position. Wir biegen die Knie und lassen die Beine langsam nieder, bis die Fußsohlen auf dem Boden

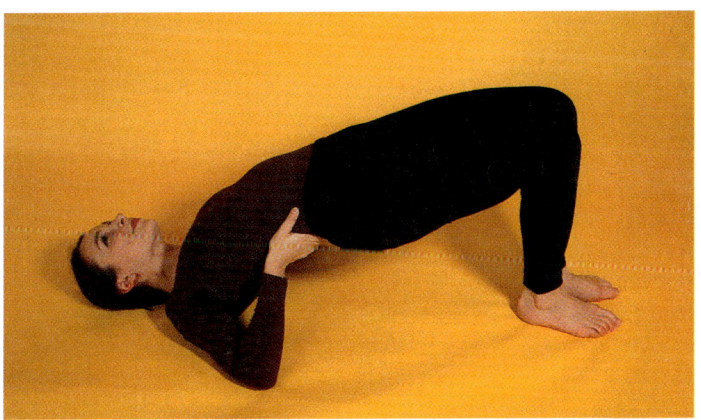

Kleine Brücke

sind. Die Hände stützen den Oberkörper im Rücken, der gebogen ist. Die Unter- und Oberschenkel bilden einen 90°-Winkel. Der ganze Körper ist ähnlich geformt wie eine Brücke. Der Rücken biegt sich mit zunehmender Praxis immer deutlicher. Das Gleichgewicht ruht auf den Oberarmen, die auf dem Boden liegen, auf den Handflächen, die das Becken stützen, und auf den Fußsohlen, die stark auf den Boden drücken. Wir verbleiben ein paar Sekunden und atmen normal.

Dauer:

Wir verweilen zunächst nur 30 Sekunden, später maximal eine Minute.

Vordere Körperposition

In dieser Position ist der ganze vordere Teil des Körpers angespannt.

Ausgangsposition:

Wir sitzen mit geschlossenen Beinen, die Handflächen stützen wir neben dem Körper auf den Boden, die Finger zeigen zu den Beinen. Wir winkeln die Knie an, die Füße stützen wir auf den Boden. Das Gewicht übertragen wir auf die Arme. Nach der Ausatmung heben wir das Becken vom Boden und drücken es nach oben. Die Beine sind immer mehr gestreckt, die Arme stehen vertikal zum Boden, das Gewicht ruht auf den Armen und Fußsohlen. Ein Teil des Körpers, von der Schulter bis zum Becken, ist fast parallel zum Boden. Dann neigen wir den Kopf zurück und verbleiben so fünf Minuten. Nach dem Ausatmen setzen wir uns wieder langsam. Diese Übung können wir dreimal wiederholen und beenden sie mit einer kurzen Schabasana.

Dauer:

Am Anfang fünf Sekunden verweilen, später bis zu einer Minute.

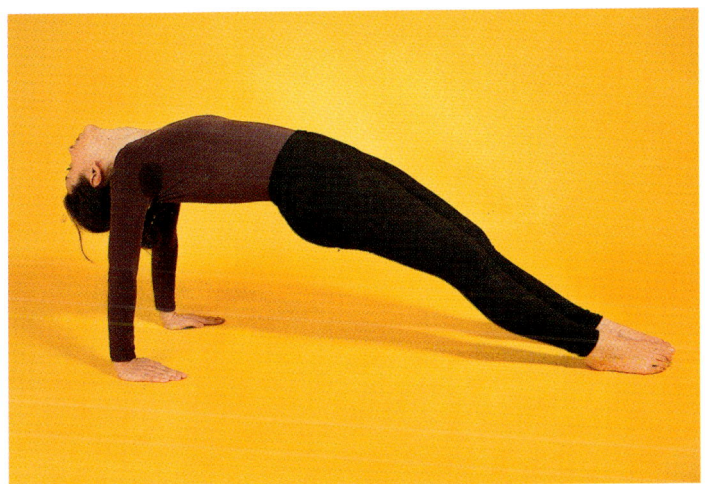

Vordere Körperposition

Therapeutische Wirkung:

Diese Position, bei der das Becken nach oben gedrückt ist, stärkt die Becken- und Rückenmuskulatur, die hintere Muskulatur der Beine, die Fußknöchel sowie die Handwurzeln. Die Gelenkigkeit der Schultergelenke wird gesteigert.

Kreisposition

Nach der alten Überlieferung beeinflußt die Kreisposition die psychischen Kraftzentren des Körpers.

Ausgangsposition:

Wir stehen, die Beine sind ungefähr 40 cm auseinander.

Atmung/Vorbereitung:

Ein paar ruhige Aus- und Einatmungen. Die Arme, die leicht im Ellbogen gebeugt sind, heben wir über den Kopf und biegen nach dem Ausatmen die Wirbelsäule vorsichtig nach hinten. Den Kopf lassen wir herunterhängen. Wenn die Hände das Becken erreichen, biegen wir die Beine auch

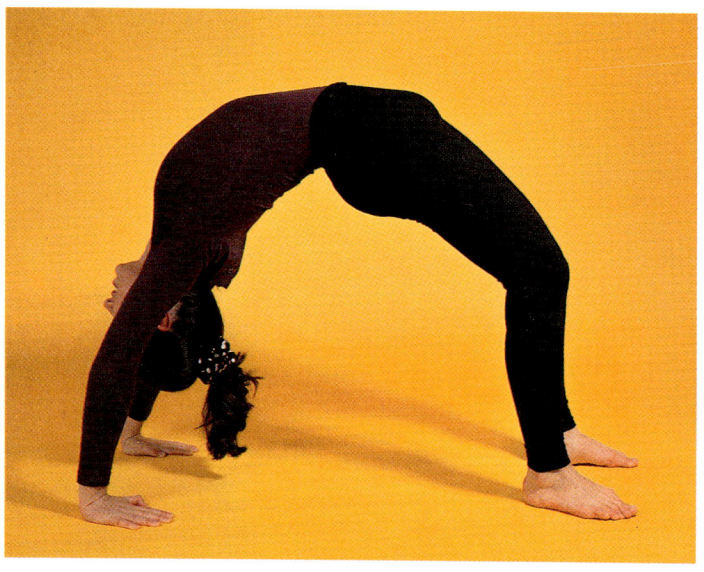

Kreisposition

in den Knien. Das führt zu einem noch größeren Rückenbogen und wir können somit leichter mit den Handflächen den Boden erreichen. Die Finger zeigen zu den Fersen. Wenn wir die Position noch nicht beherrschen, brauchen wir die Hilfe einer anderen Person oder wir stützen uns an der Wand.

Variante

Ältere oder weniger gelenkige Leute können eine einfachere Variante lernen.

Ausgangsposition:

Wir liegen auf dem Rücken, die Atmung und Vorbereitung verlaufen genauso wie bei der obigen Variante. Wir biegen die Beine etwas im Kniebereich, und die Fersen schieben wir ein bißchen mehr zum Körper. Mit den Handflächen stützen wir uns neben dem Kopf auf den Boden, die Finger zeigen zu den Schultern. Nach dem Ausatmen schieben wir die Fersen noch mehr zum Körper, biegen vorsichtig die

Wirbelsäule und heben das Becken vorsichtig nach oben. In der Position verbleiben wir mit ein paar Aus- und Einatmungen. Die Atmung bleibt normal, und nach dem Ausatmen legen wir uns wieder langsam auf den Rücken und beenden die Position mit einer kurzen Schabasana.

Dauer:

Am Anfang bleiben wir zehn Sekunden in der Position, später verlängern wir auf 30 Sekunden.

Therapeutische Wirkung:

Diese Position macht die Wirbelsäule gelenkig und die Rückenmuskulatur elastischer. Mit ihrem Einfluß auf das vegetative Nervensystem macht sie den Körper frisch, und auch das Denken wird angeregt.

Pflugposition

Ausgangsposition:

Wir liegen auf dem Rücken, die Arme liegen entspannt neben dem Körper. Wir machen ein paar tiefe, ruhige Aus- und Einatmungen. Nach dem Ausatmen stellen wir die Beine auf und drücken das Kreuz leicht zum Boden. Dann heben wir die gestreckten Beine langsam vom Boden, später auch Rücken und Oberkörper. Die Beine bilden mit dem Rücken immer einen größeren Winkel, bis die Beine den Boden erreichen. Dann sichern wir den Körper mit den Händen im Nierenbereich.

Dauer:

In der Anfangsphase 30 Sekunden, später bis zu fünf Minuten.

Therapeutische Wirkung:

Die Wirkungen der Pflugposition sind ähnlich wie die der Kerzeposition. Sie stärkt zusätzlich die Rückenmuskulatur und verhilft zu größerer Wirbelsäulengelenkigkeit. Die

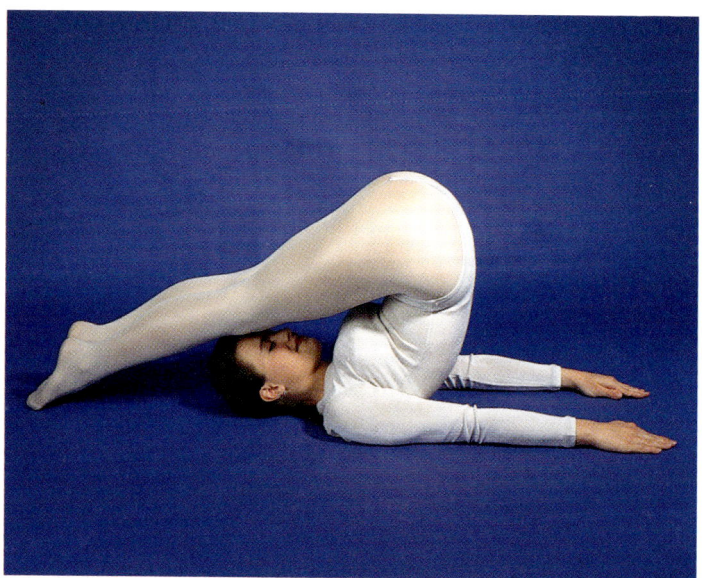

Pflugposition

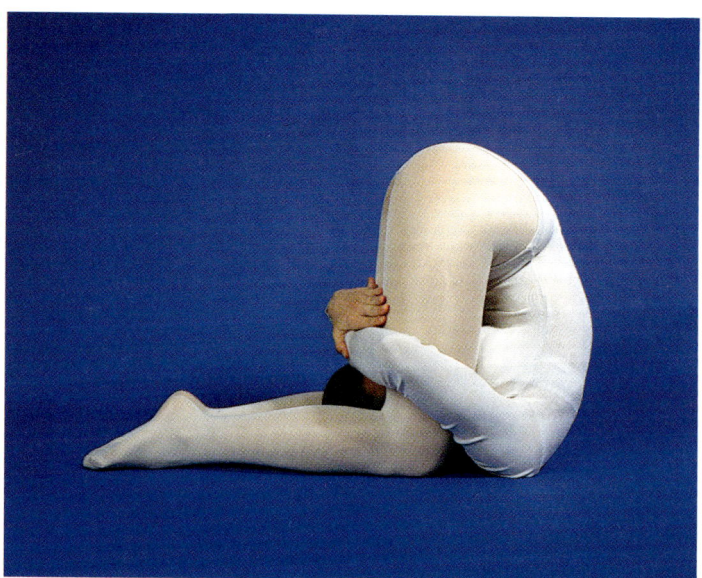

Variante der Pflugposition

Pflugposition hat einen spezifischen Einfluß auf das autonome Nervensystem und die Schilddrüsenfunktion. Sie ist vor allem empfehlenswert für Leute, die zu hohem Blutdruck neigen.

Die alten Texte erklären, daß Leute, die die Flugposition praktizieren, frisch und voller Energie sind. Durch die Kompression der Bauchorgane verbessern wir den Stoffwechsel. Zusätzlich wird die Beinmuskulatur gestärkt. Die Position ist zu empfehlen bei Rheumatismusbeschwerden. Letztlich werden auch die Sympathikusnebenganglien und Nervenwurzeln neben der Wirbelsäule stimuliert.

Hinweis: Während der Ablaufphase und Beendigung drehen wir den Kopf niemals auf die Seite. Nach der Position bleiben wir bewegungslos auf dem Boden und versuchen den leichten Druck im Halsbereich zu überwinden. Leute mit höherem Blutdruck sollten erst die Kerze praktizieren und später die Flugposition.

Bei Wirbeldeformationen und Wirbelsäulenschäden soll man diese Position nicht praktizieren!

Diamantschlafposition

Ausgangsposition:

Diamantsitz

Atmung/Vorbereitung:

Ein paar ruhige und tiefe Aus- und Einatmungen. Nach der Ausatmung beugen wir langsam den Körper zurück, bis wir auf den Ellbogen landen, dann beugen wir die Wirbelsäule und den Kopf zurück, bis wir mit dem Hinterkopf den Boden erreichen. Dann legen wir die Arme neben den Körper, die Handflächen zeigen auf den Boden, oder wir bilden mit den Armen einen Kreis um den Kopf herum. In der Position bleiben wir drei Sekunden, drücken die Ellbogen zum Boden und stützen uns mit den Ellbogen. Nach dem Ausatmen kehren wir langsam in die Ausgangsposition zurück.

Anfänger können die Knie ein bißchen auseinanderhalten.

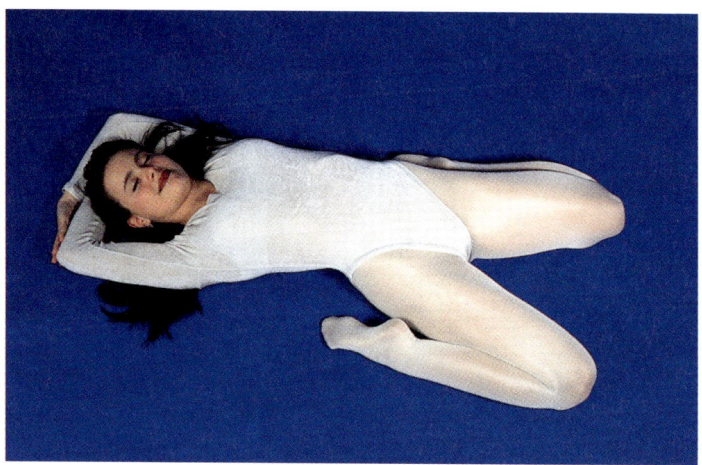

Diamantschlafposition

Dauer:

Am Anfang bleiben wir nur drei Sekunden, später können wir bis zu 15 Minuten verweilen.

Therapeutische Wirkung:

Die Position stärkt die inneren Organe und den Beckenbereich. Leute, die Schmerzen in den Beinen haben, verspüren nach längerer Ausführung Erleichterung. Die Position empfehlen wir daher Leichtathleten, und allen, die viel stehen oder gehen müssen. Wenn wir die Position vor dem Einschlafen praktizieren, spüren wir am nächsten Tag eine wunderbare Erfrischung.

Hinweis: Diese Asana können wir ausnahmsweise auch nach dem Essen durchführen.

Zange

Ausgangsposition:

Geschlossener Sitz, die Arme liegen entspannt neben dem Körper.

Atmung/Vorbereitung:

Ein paar ruhige und tiefe Ein- und Ausatmungen. Nach der Ausatmung biegen wir uns mit entspannter Rückenmuskulatur nach vorne, die Handflächen landen dabei auf den Beinen. Die Beine liegen während der ganzen Übung flach am Boden. Je nach unseren Möglichkeiten und dem Zustand unserer Wirbelsäule erreichen wir früher oder später ein Stadium, in welchem wir uns entspannt und angenehm fühlen. Menschen, welche über eine hohe Gelenkigkeit verfügen, beugen sich weiter nach vorne, die Könner erreichen Kontakt zwischen Knie und Stirn. Wir beugen uns hauptsächlich im Bereich der Lendenwirbelsäule und führen die Ellbogen langsam Richtung Boden.

Variante

Ausgangsposition:

Wir liegen auf dem Rücken.

Atmung/Vorbereitung:

Ein paar ruhige und tiefe Aus- und Einatmungen. Wir atmen ein und strecken die Arme über den Kopf. Wir atmen aus,

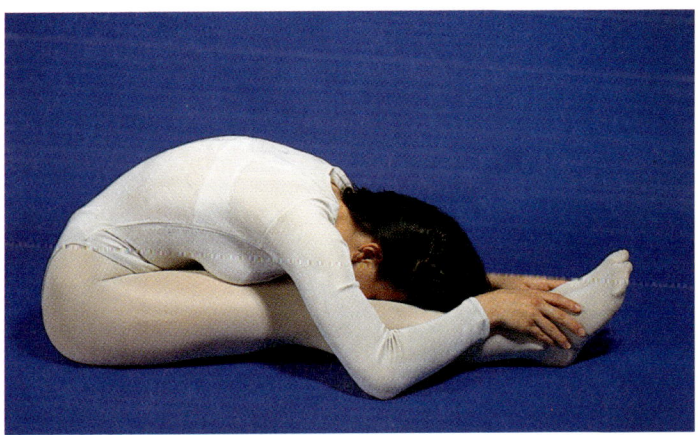

Zange

und mit einer erneuten tiefen Einatmung entspannen wir die ganze Körpermuskulatur und gehen langsam mit ausgestreckten Armen in den Sitz über, bis der Oberkörper und die Arme eine vertikale Stellung erreichen. Wir atmen aus und biegen uns leicht und mit Gefühl nach vorne, bis die Handflächen auf den Beinen zu liegen kommen und der Kopf, je nach unseren Möglichkeiten, in Richtung Knie fällt. Für diejenigen, die noch nicht so gelenkig sind, gilt, daß sie diese Übung nur bis zu dem Stadium praktizieren, in welchem wir uns relativ entspannt, bequem und angenehm fühlen. Nach ein paar Ein- und Ausatmungen kehren wir auf die gleiche Weise in die Ausgangsposition auf dem Rücken zurück und beenden wieder mit einer kurzen Schabasana.

Dauer:

Am Anfang, in der Lernphase, ein paar Sekunden, später, wenn wir die Position beherrschen, ein bis fünf Minuten verweilen.

Therapeutische Wirkung:

Diese Position stärkt und festigt Bauchmuskulatur und Bauchorgane und bewirkt deren regelmäßige und harmonische Funktion. Sie stimuliert außerdem die Arbeit der Leber, Nieren, Bauchspeicheldrüse und erhöht die Darmperistaltik (Darmbewegungen). Sie ist empfehlenswert gegen rheumatische Beschwerden, Schmerzen im Wirbelsäulenbereich und steifer Rückenmuskulatur. Sehr wichtig ist die Position für Diabetiker wegen ihrer stimulierenden Wirkung auf die Bauchspeicheldrüse.

Sie beeinflußt das gesamte Sonnengeflecht, die Nerven im Lendenwirbelsäulenbereich und im Rückenmark. Sie reduziert übermäßige Fettansammlungen in Bauch- und Hüftbereich. Außerdem bewirkt sie eine leichte Massage des Herzens und der Bauchorgane. Im gedehnten Becken werden auch die Geschlechtsorgane gut durchblutet, dadurch steigt die Vitalität und somit läßt sich sogar die Impotenz im Anfangsstadium heilen.

Breitbeinige Zangeposition

Ausgangsposition:
Bergstellung

Atmung/Vorbereitung:
Ein paar ruhige und tiefe Aus- und Einatmungen, dann gehen wir langsam in die breitbeinige Stellung über. Nach dem Ausatmen beugen wir uns langsam nach vorne, bis die Handflächen den Boden erreichen, der Kopf berührt dabei den Boden.

Dauer:
Wir verbleiben zehn, später bis zu 20 Sekunden.

Therapeutische Wirkung:
Sie ist ähnlich wie bei der Zangeposition im Stehen (s. S. 94). Die Position ist empfehlenswert, da wir sie im Stand praktizieren können.

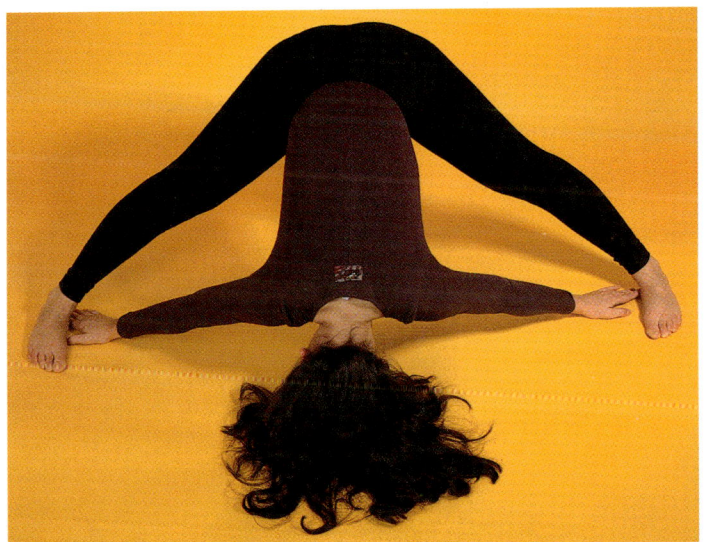

Breitbeinige Zangeposition

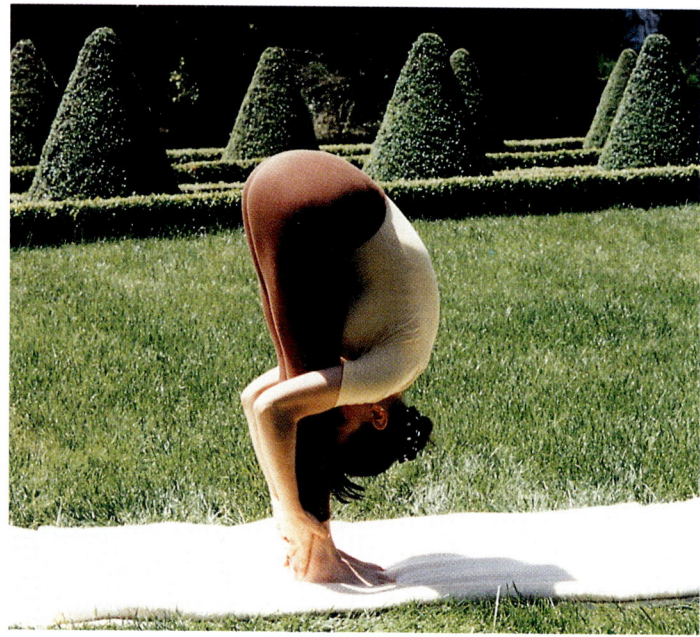

Zangeposition im Stehen

Zangeposition im Stehen

Ausgangsposition:

Bergstellung

Atmung/Vorbereitung:

Wir machen ein paar tiefe und ruhige Aus- und Einatmungen. Nach dem Ausatmen beugen wir den Körper nach vorne, mit den Händen greifen wir nach der Achillessehne, die Beine bleiben dabei gestreckt, der Kopf nähert sich langsam den Knien, die Finger sind auf dem Boden. In der letzten Phase umgreifen wir mit den Händen die Fersen. Wir verweilen ungefähr zehn Sekunden und atmen normal. Nach der Ausatmung gehen wir langsam wieder zurück, entspannen die Finger und kehren in die Bergposition zurück. Die Position beenden wir mit einer kurzen Schabasana.

Dauer:

Am Anfang eine halbe Minute, später bis zu drei Minuten verweilen.

Therapeutische Wirkung:

Die Position stimuliert die Magen- und Leberfunktion, macht die Rückenmuskulatur elastischer und entspannt die Wirbelsäule.

Yoga Mudra

Mudra bedeutet Symbol oder Zeichen. Die Mudraposition symbolisiert Yoga. Wenn sie mit der richtigen Einstellung eingenommen wird, dann können wir immer tiefer zu einer Einheit mit uns selbst und auch mit dem universellen Prinzip des Lebens finden.

Ausgangsposition:

Diamantsitz oder Lotos

Atmung/Vorbereitung:

Ein paar ruhige Ein- und Ausatmungen. Mit der linken Hand umfassen wir hinter dem Rücken die rechte Hand und nach der Ausatmung beugen wir uns langsam zum Boden bis die Stirn den Boden erreicht. Wir beugen uns hauptsächlich im Beckenbereich und achten darauf, daß dabei die Wirbelsäule einen gleichmäßigen Bogen bildet. In der Position atmen wir gleichmäßig und still. Nachdem die statische Phase beendet ist, bringen wir den Oberkörper wieder nach oben. Wir beenden die Übung mit einer kurzen Schabasana.

Dauer:

In der Position kann man eine bis fünf Minuten verweilen.

Therapeutische Wirkung:

In der Mudraposition entspannen wir alle Muskelpartien und konzentrieren uns auf den Atmungsprozeß, wobei wir

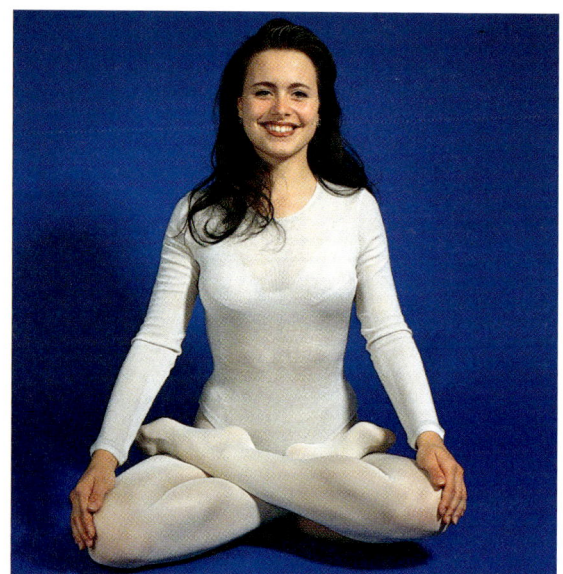

Lotossitz

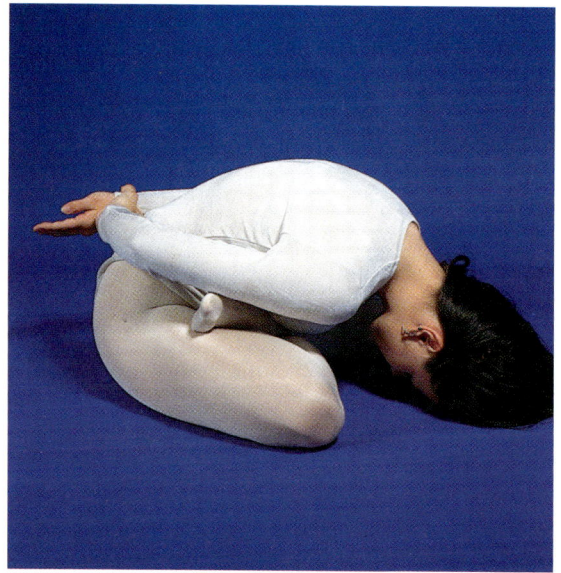

Yoga Mudra

Beginn, Ablauf und Ende der Atmung beobachten. Wir konzentrieren uns auf den Augenblick, der zwischen den Phasen liegt und spüren hinter diesem Mechanismus die Kraft
des Lebens. Wir spüren dabei, wie diese Kraft in uns wirkt.
Diese Position bringt Ruhe in unseren Körper, auch im psychischen Bereich. Yoga Mudra relaxiert die Muskelpartien
im Nierenbereich und unterstützt die Regulation und Stimulation der im Bauch liegenden Organe.

Lotos in der Kerzeposition

Ausgangsposition:

Wir liegen auf dem Rücken, die Arme liegen neben dem
Körper, mit den Handflächen auf dem Boden.

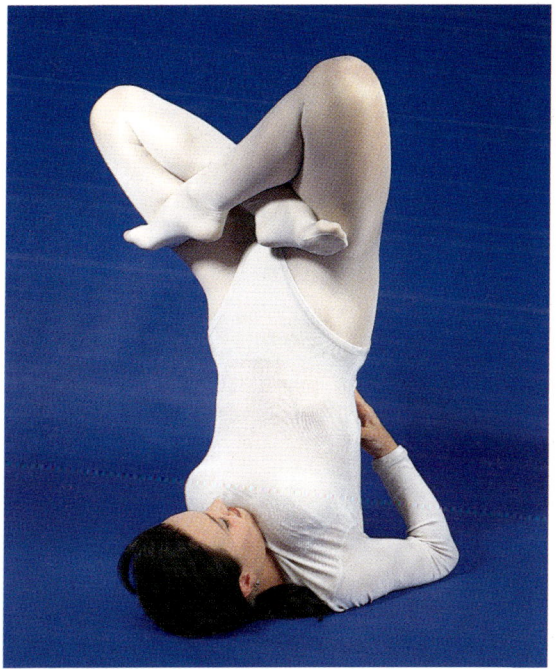

Lotos in der Kerzeposition

Atmung/Vorbereitung:

Ein paar ruhige und tiefe Aus- und Einatmungen. Wir spannen den ganzen Körper an und nach dem Ausatmen heben wir die Beine langsam nach oben und drücken dabei das Kreuz zum Boden und erreichen so einen 90°-Winkel. Wir atmen ein und verbleiben ein paar Augenblicke mit den gestreckten Beinen in dieser Phase. Nach dem Ausatmen bewegen wir uns weiter, heben das Becken und den Rücken vom Boden, die Handflächen drücken wir dabei leicht auf den Boden. Wenn der Körper im 120°-Winkel steht, nehmen wir die Handflächen in den Nierenbereich neben der Wirbelsäule, die Finger zeigen nach oben. Dann biegen wir das rechte Bein und legen den Fuß auf den Oberschenkel des linken Beines bis zur Leiste, das gleiche machen wir mit dem linken Bein. Wir bilden eine Lotosposition und versuchen, den Körper in eine vertikale Haltung zu bringen.

Dauer:

Wir verbleiben nur zehn Sekunden und verlängern später auf 30 Sekunden. Mit Beinewechsel bedeutet das eine Minute.

Therapeutische Wirkung:

Sie ist dieselbe wie die der Kerzeposition, nur wirkt die Position zusätzlich auf die Hüftgelenke, den Beckenbereich und die Bauchmuskulatur.

Kopfstand

Der Kopfstand gehört zu den wichtigsten yogistischen Positionen.

Technik für Anfänger

Ausgangsposition:

Wir beginnen im Diamantsitz.

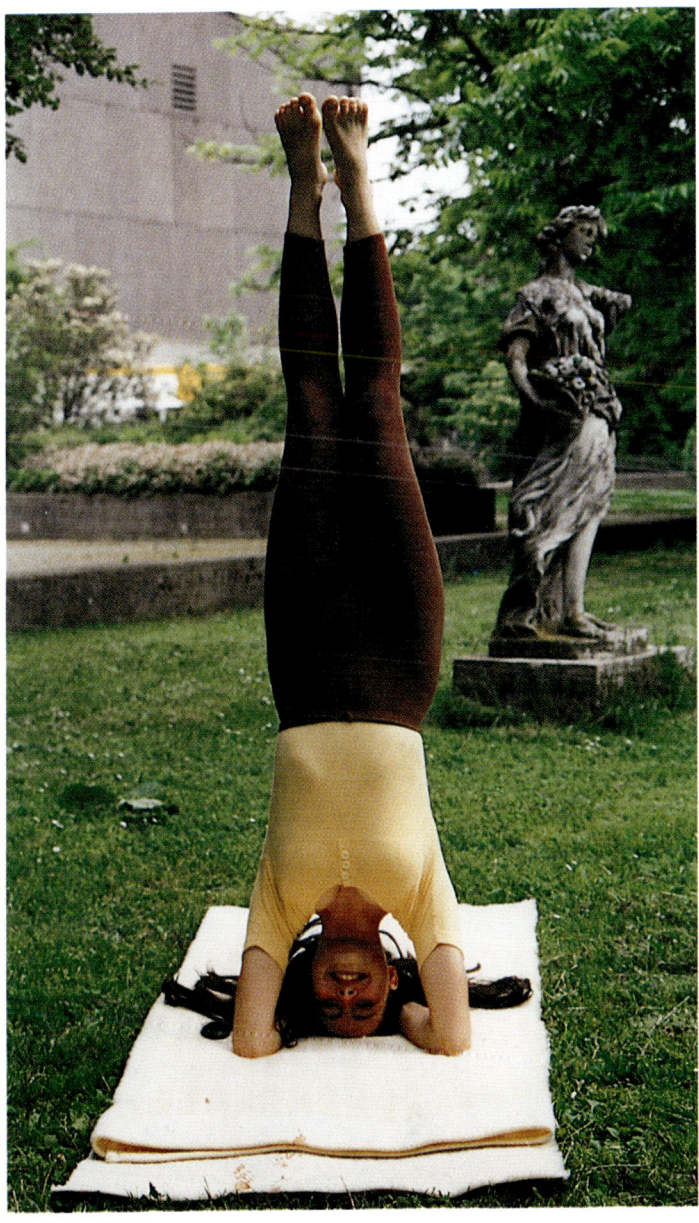

Kopfstand

Atmung/Vorbereitung:

Ein paar ruhige und stille Aus- und Einatmungen. Wir verschränken die Hände und legen sie auf den Kopf. Kopf und Ellbogen bilden zusammen ein gleichmäßiges Dreieck, das wir vor den Knien auf den Boden legen. Die Unterschenkel gehen langsam nach oben und mit kleinen Schritten spazieren wir auf den Knien nach vorne in Richtung Kopf. Dann strecken wir langsam die Wirbelsäule und nach dem Ausatmen ziehen wir die in den Knien gewinkelten Beine hoch, so daß beide Füße langsam hintereinander oder gemeinsam den Boden verlassen. Wenn wir das Gleichgewicht halten können, verharren wir noch ein bißchen mit angewinkelten Beinen. Später strecken wir die Beine und stehen dann ganz vertikal.

Dauer:

In dieser Position verbleiben wir 30 Sekunden und atmen ruhig und im normalen langsamen Rhythmus. Dann winkeln wir die Beine wieder langsam an und gehen zu Boden. Anfänger müssen diese Position unbedingt mit Hilfe einer anderen Person üben oder den Kopfstand an der Wand machen. Später können wir die Position bis zu drei Minuten halten.

Therapeutische Wirkung:

Der Kopfstand wird in den alten yogistischen Texten König aller yogistischen Asanen genannt. Vielleicht deswegen, weil er eines unserer wichtigsten Organe, das Gehirn, unser Bewußtsein und Denken anregt. Diese Position verbessert die Durchblutung des Gehirns erheblich und verbessert so unser Gedächtnis und die Kraft unseres Intellekts. Der Kopfstand stimuliert unsere gesamten Gehirnfunktionen und ist deshalb Leuten, die geistig arbeiten, besonders zu empfehlen. Eine regelmäßige Kopfstandpraxis eliminiert langsam die Schlafstörungen, hilft neue Energien zu akkumulieren.
Der Kopfstand stärkt die Wirbelsäule, hilft bei der Heilung von Krampfadern. Er stärkt die Konzentration und ist deshalb besonders empfehlenswert für alle, die täglich neue

Kraft und Inspiration brauchen. Extremste Wetterwechsel und anstrengende Arbeitsleistungen können besser ausgehalten werden.

Lotos im Kopfstand

Ausgangsposition:

Kopfstand
Als erstes bringen wir ein Bein zum Boden und dann bringen wir es wieder zurück. Das gleiche machen wir auch mit dem anderen Bein. Dann knicken wir das rechte Bein und legen den Rist auf den linken Oberschenkel. Das gleiche machen wir mit dem linken Bein. Die Oberschenkel bringen wir langsam in die vertikale Haltung und verbleiben 30

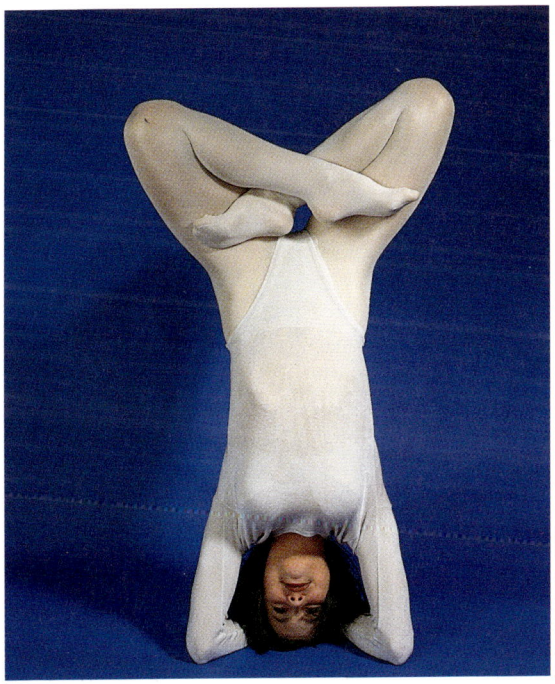

Lotos im Kopfstand

Sekunden. Dann biegen wir die Knie leicht auseinander, entspannen die Beine und kehren langsam in den Kopfstand zurück. Wir wiederholen den Vorgang, wechseln aber die Beine und verbleiben wieder 30 Sekunden. Nach der Rückkehr in die Ausgangsposition schaffen wir durch Einnehmen der Bergposition eine Kompensationsposition. Letztlich folgt Entspannung und Beruhigung in der Schabasana.

Dauer:

Mit dem Lotos-Beinewechsel 30–60 Sekunden.

Therapeutische Wirkung:

Die therapeutische Wirkung gleicht der des Kopfstandes, zusätzlich erfolgt eine größere Durchblutung des Gehirns und auch die Gelenkigkeit der Hüftgelenke wächst.
Wichtiger Hinweis: Während des Ablaufes der ganzen Position dürfen wir die Kopf- oder Halsstellung nicht ändern.

Zange im Seitenspagat

Eine Position nur für Fortgeschrittene.

Ausgangsposition:

Wir sitzen, die Beine sind auseinander und wir versuchen, nach unseren Möglichkeiten, einen Seitenspagat. Nach ein paar ruhigen Aus- und Einatmungen beugen wir den Körper so nach vorne, daß Bauch, Brust und Kinn den Boden berühren. Die Arme liegen flach nach außen gestreckt im 90°-Winkel zum Körper auf dem Boden.

Dauer:

Am Anfang drei Sekunden, später verlängern wir bis zu einer Minute.

Therapeutische Wirkung:

Die Position macht die Beinmuskulatur sehr elastisch und auch das Hüftgelenk, Rückenmuskulatur und Wirbelsäule. Die Position gehört zu den akrobatischsten des ganzen

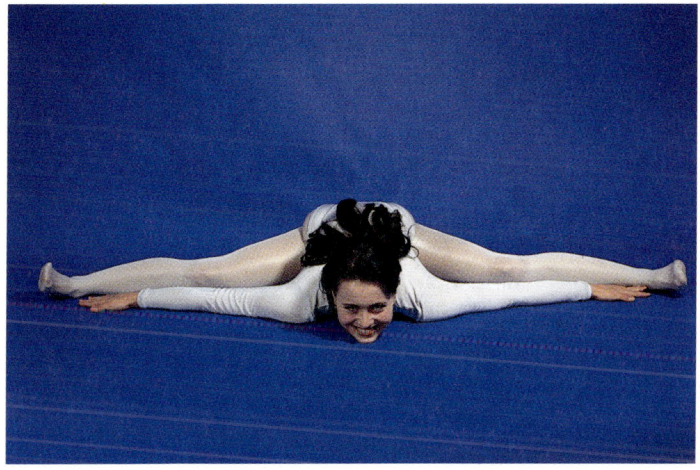

Zange im Seitenspagat

Hathayogas. Sie ist in unserem Buch nur illustrativ erwähnt, da sie nur nach sehr viel Übungspraxis und zusammen mit einem Übungsleiter stufenmäßig erlernt werden kann.

Lotos in Schabasana

Ausgangsposition:

Lotos

Atmung/Vorbereitung:

Wir machen ein paar ruhige und tiefe Aus- und Einatmungen. Wir atmen ein und führen langsam den rechten Ellbogen hinter dem Körper auf den Boden links und legen uns auf den Rücken, die Knie versuchen wir zu Boden zu drücken. Die Arme neben dem Körper. Wir schließen die Augen.

Dauer:

Wir verweilen 30 Sekunden und später, je nach Bedürfnis, bis zu drei Minuten in der Position.

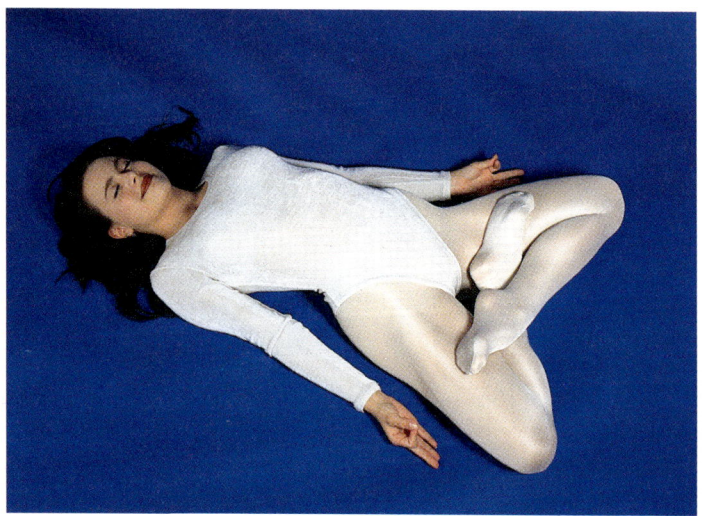

Lotos in Schabasana

Therapeutische Wirkung:

Sie ist ähnlich wie die der Lotosposition, die Hüftgelenke werden noch gelenkiger, die Muskulatur der Knie und Kniebänder entspannter und elastischer.

Hirtenposition

Diese Position ist sehr schwer und soll deshalb nur von Fortgeschrittenen und Gelenkigen praktiziert werden. Auch bei Beherrschung dieser Position verbleibt man nicht länger als fünf Sekunden in ihr.

Ausgangsposition:

Lotosposition

Atmung/Vorbereitung:

Ein paar ruhige, tiefe Aus- und Einatmungen. Die Handfläche stützen wir vor dem Körper auf den Boden und versuchen, das Becken hochzubringen und auf den Knien das

Gleichgewicht zu halten. Dann geht ein Arm nach oben, später auch der zweite, und wir versuchen, in die vertikale Haltung zu gelangen. Wenn wir das Gleichgewicht halten können, verbinden wir vor dem Körper die Handflächen und verbleiben in dieser Position nach unseren Möglichkeiten, aber nicht länger als fünf Sekunden, dann kehren wir langsam und vorsichtig zurück: Wir legen die Handfläche vor den Körper und kehren in den Lotos zurück, dann befreien wir die Beine und beenden mit einer längeren Schabasana.

Dauer:

Wir bleiben in der Position bis zu fünf Sekunden.

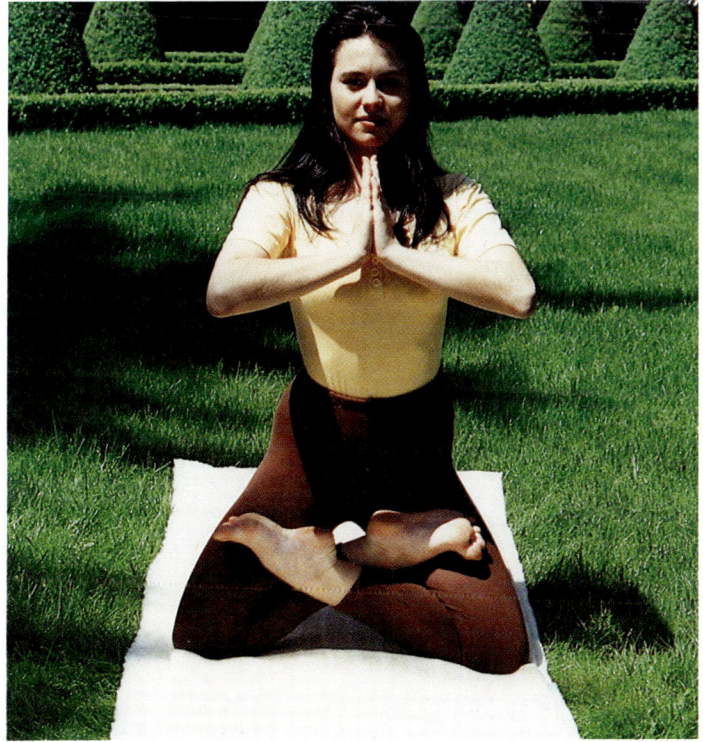

Hirtenposition

Wiegeposition

Eine Position für die ganz fortgeschrittenen Yogateilnehmer, die sehr gelenkig sind und frei von Wirbelsäulenschäden. Beide Varianten kann man nur vorsichtig, stufenweise und unter Anleitung lernen. Die Wiegeposition kann auch bei der Leistungssportgymnastik angewendet werden oder in verschiedenen Ballettkreationen.

Zehn Regeln für die Yogapraxis

1. Körperliches Yoga ist keine Gymnastik und kein Sport, sondern ein ästhetisch geformtes Bewegungssystem.
2. Richtig ausgeführtes Hathayoga ist eine Verbindung zwischen Atemtechnik, körperlichen Übungen und Entspannung.
3. Jeder Anfänger wählt nur die Übungen, die er ohne Anstrengung und Schmerzen und ohne Schwierigkeiten ausüben kann.
4. Wir üben niemals eilig, extrem oder zuviel.
5. Weniger Zeit bedeutet nicht schnelleres Üben, wir üben dann lieber weniger Positionen.
6. Bevor wir mit den Yogaübungen beginnen, überprüfen wir unsere Form und entscheiden danach über Dauer und Intensität unserer Übungskomposition.
7. Yogistische Asanen haben einen langsamen Ablauf und eine ruhige, statische Phase. Sie werden mit minimalem Krafteinsatz geübt.
8. In einer Körperposition soll man sich relativ bequem und angenehm fühlen.
9. Wenn wir für eine Position nicht reif sind, üben wir sie erst später, wenn wir gelenkiger geworden sind und stärkere Muskeln haben.
10. Ernsthafte Krankheiten müssen von einem Arzt behandelt werden.

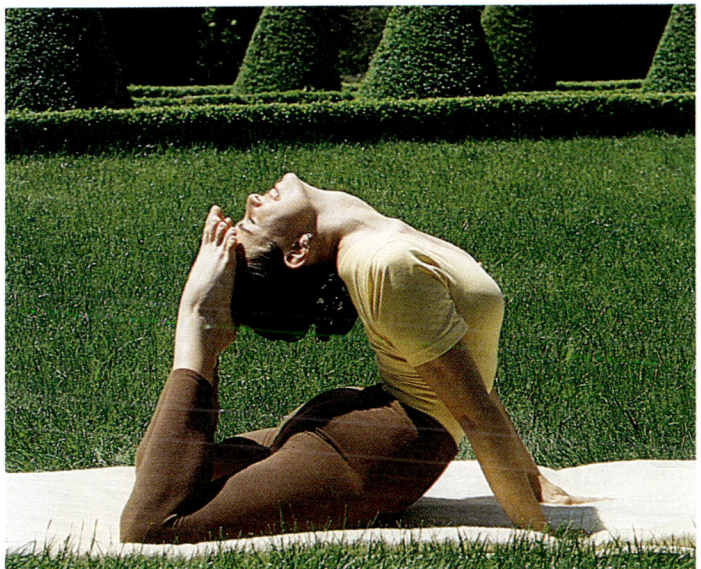

Wiegeposition

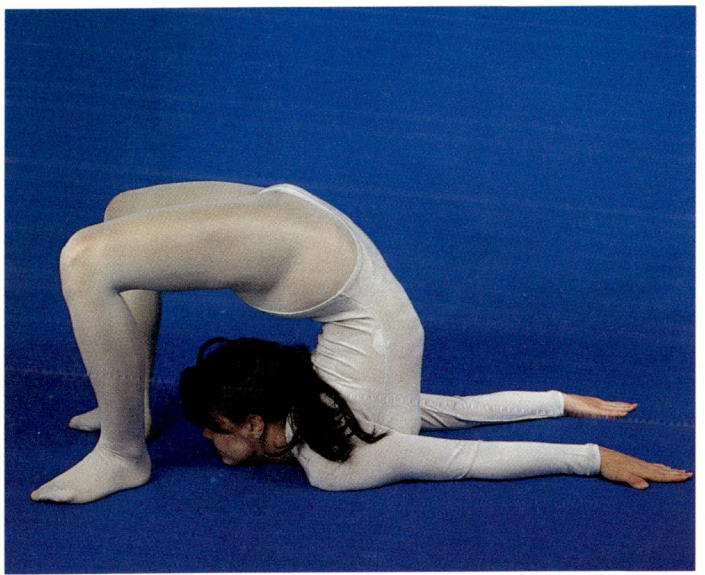

Variante der Wiegeposition

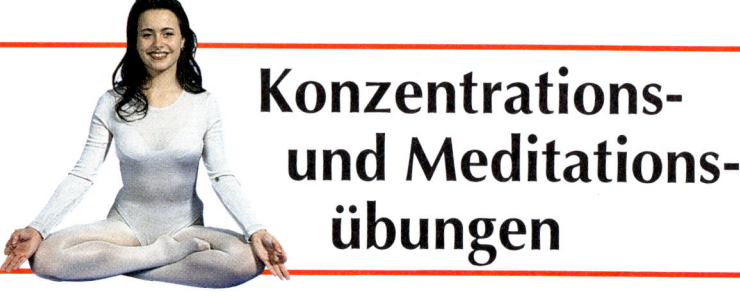

Konzentrations-
und Meditations-
übungen

Ohne innere Ruhe gibt es keine echte Konzentration. Durch die Entspannungsübungen des Yogas erreicht man eine gewisse konstante Entspannung, die während des Alltags gegenwärtig ist und uns Gelassenheit und Konzentrationsfähigkeit auch in Streßsituationen verleiht.

Durch einfache meditative Reflexionen erreicht der Yogapraktizierende zunächst eine gewisse Ruhebasis und bereitet sich so auf die Konzentrations- und Meditationshaltungen vor.

Konzentration und Meditation

Es ist unvermeidlich, daß wir als erstes lernen, uns auf einen einzigen erwählten Punkt konzentrieren zu können. Dies kann nur durch längere und systematische Übungen, die Wochen, Monate oder Jahre dauern können, gelingen. Es kann passieren, daß der Übende lange keinen Erfolg hat und enttäuscht aufgibt.

Aber **Konzentration** ist eine wichtige Basis für Selbstbeherrschung und Meditationsfähigkeit. Ohne diese Fähigkeit können wir keine größeren Fortschritte machen. Es ist daher notwendig, daß wir täglich üben. Eine regelmäßige Konzentrationspraxis verspricht mehr Erfolg als alles andere.

Wenn es uns gelingt, uns auf einen Punkt zu konzentrieren, müssen wir uns ehrlich eingestehen, ob wir dies zufällig oder mit Willenseinsatz erreicht haben. Dazwischen liegt ein langer Weg. Wenn wir die bewußte Konzentration auf einen Punkt erlernt haben, folgt die Konzentration auf einen erwählten Gegenstand. Dieser Schritt erfordert nicht mehr soviel Anstrengung, denn wenn wir einmal damit begonnen haben, unsere Konzentrationsfähigkeit zu schulen, entwickelt der Prozeß eine gewisse Eigendynamik und ist immer schwieriger aufzuhalten.

Welche Hürden stehen der Konzentration im Wege und müssen von uns überwunden werden? Es sind unsere Tagträume und Gedankenspielereien, auch der Schlaf, vor allem aber körperliche und geistige Ungeduld und Unruhe. Eine zweite Notwendigkeit besteht darin, unserem tieferen Bewußtsein, aus welchem die Gedanken und Emotionen auftauchen, Ruhe zu schenken. Eine Folge dieser Relaxation ist die Befreiung von allen störenden Affekten, wie Zorn, Kummer, Benommenheit, Angst.

Der Übende soll sich am Anfang nicht mit zu langen Konzentrationsversuchen ermüden, zehn- bis 15minütige Übungen reichen vollkommen. Ein ermüdeter Sinn verliert bald seine Kraft und Motivation. Erst wenn die Übung als Gewohnheit fixiert und eingeschliffen ist, kann man mehr Zeit für Konzentrationsübungen aufwenden.

> Die **Meditation** kann man als eine konstante seelische Reflexion über einen erwählten Gegenstand oder eine erwählte Frage definieren. Es handelt sich im Grunde um ein intuitives, ununterbrochenes Fließen, das einen ähnlichen Charakter hat wie die Konzentration.

Das der Meditation vorausgehende Streben nach Konzentration ist während der Meditation zu vergessen, auch wenn es unterbewußt, gewissermaßen als Gewohnheit, zunächst bestehen bleibt. Das Fließen unserer Gedanken bringt ganze Assoziationsketten zum Vorschein: wenn wir uns zum Beispiel eine Kuh vorstellen, bewegt sich unser Gedankengang möglicherweise in ganz unbestimmte Richtungen und chaotische Weite. So wird aus der Kuh zum Beispiel Milch, Baby-Kinderbett, Möbellager, Großhandel, San Francisco, Golden-Gate-Brücke, Feuer, Flucht, Olympische Spiele etc. Wir sind aber auch in der Lage, das Fließen unserer Gedanken zu stoppen, bewußt oder manchmal auch unbewußt. In obiger Gedankenkette könnten wir bei der Brücke stehenbleiben und einen Spaziergang beginnen. Wir können die Konstruktion bewundern, das verwendete Material, die Farbe.

Dies bezeichnen wir als **Kraft der Konzentration**. Die wichtigste Regel: Für die Konzentration braucht man keine psychische Kraft und keine Anspannung. Ruhiges Beobachten ist am besten. Aufmerksamkeit ohne Anspannung ist zur Erreichung der Konzentration am besten. Es gilt dasselbe wie für unseren Körper. Der Organismus leidet unter Anspannung, regeneriert sich aber durch Ruhe.

Konzentrationsübung

Wir legen uns ruhig auf den Boden und nehmen die uns schon bekannte Schabasanaposition ein.

1. Uns ist bewußt, daß der Körper ohne jeglichen Willenseinsatz atmet.
2. Wir registrieren und spüren, daß jede Einatmung in unserem Körper eine leichte Spannung bildet, und daß wir mit jeder Ausatmung in eine tiefere Entspannung sinken.
3. Wir verspüren eine vollständige Relaxation nach der Ausatmung und verharren in Bewegungslosigkeit. Wir stellen fest, daß alles sehr angenehm ist, und obwohl dieser Augenblick der Ruhe unbewußt ist, können wir ihn doch hinauszögern.
4. Wir können hören, wie die Luft beim Aus- und Einatmen in unserem Körper leise Töne bildet.
5. Wir können wahrnehmen, wie die Luft um unsere Nasenschleimhaut herumwirbelt.

6. Wir spüren die kalt eintretende und warm austretende Luft in unserer Nase.
7. Wir nehmen wahr, wie sich die Lunge mit Luft füllt und spüren auch das leere Gefühl nach der Ausatmung.

Einfache Meditation

Die Meditation hat viel Ähnlichkeit mit der Entspannung, aber sie wird in einer yogistischen Sitzposition ausgeführt. Wir wählen eine Sitzstellung, in der wir längere Zeit ohne Druck oder Schmerz sitzen bleiben können. Der meditative Sitz soll relativ bequem und angenehm sein. Wir sitzen auf einer Übungsmatte oder Decke. Es gibt aber auch die sogenannte Meditationsbank, die gut geeignet ist für Leute, die Probleme mit den Muskelbändern oder den Gelenken haben.

Die Meditation kann im Diamantsitz, in der Sidhaposition oder im halben oder ganzen Lotossitz praktiziert werden, je nach Elastizität der Bänder, Muskeln und Knochen sollte man sich seine Position aussuchen. Wir wählen hier den klassischen Schneidersitz. Zunächst versuchen wir, uns in diese bequeme Position ein bißchen einzufühlen. Während wir für ein paar Sekunden oder Minuten verweilen, entdecken wir unterschiedliche Effekte in unserem Körper: Wir verspüren Ruhe, Entspannung und verschiedene Regenerationen.

Im Schneidersitz schließen wir die Augen, versuchen den Oberkörper und den Kopf vertikal zu halten und die Hände legen wir mit den Handflächen nach oben auf die Knie oder aufeinander und nach oben zeigend. Wir entspannen den ganzen Körper und bleiben ganz ohne Bewegung. Wir machen ein paar tiefe und ruhige Aus- und Einatmungen und ziehen unsere Konzentration immer mehr nach innen. In der ersten Phase beobachten wir eine Weile unsere Atmung, bis sie ihren natürlichen Rhythmus erreicht, dann lenken wir unsere Konzentration noch mehr nach innen, so daß wir in unser Bewußtsein schauen. Wir versuchen entspannt, passiv und neutral zu beobachten, was unser Bewußtsein selbst formt, ohne daß wir etwas dazu beitragen. Im Laufe der Übung stellen wir uns nichts vor, wir wollen auch nicht denken. Unser Bewußtsein hat ohne unsere Willensimpulse seine eigene Geschwindigkeit entwickelt, bildet und formt verschiedene Bilder, Umrisse, Farben oder erscheint als Leere oder dunkle Zone. Es tauchen verschiedene Gedanken auf, ohne daß wir es beeinflussen.

Durch unsere verinnerlichte, neutrale Haltung gegenüber unseren Bewußtseinsströmen, entspannt, beruhigt und harmonisiert sich unsere innere Welt. Schritt für Schritt bilden sich in unserem Bewußtsein Entspannung, Ruhe und Harmonie. Ohne inneres Denkenmüssen, nur durch reine Intuition schätzen und verstehen wir unsere innerliche Bewußtseinslage. Wir können ohne unangenehme emotionale Spannung bilanzieren. Dadurch wachsen auch unser inneres Gleichgewicht und unsere Sicherheit. Die innerliche Ruhe dehnt sich auf den Körper aus. In unserem Bewußtsein wächst die Entspannung weiter und wir können immer tiefer in unser Bewußtsein schauen, wo wir von Zeit zu Zeit überraschende Strukturen finden werden. Wir befinden uns in unserer intuitiven Zeit und in unserem Raum, wo andere Gesetze herrschen. Wir spüren unsere Existenz vollkommen anders. Schon durch diese einfache Meditationshaltung entdecken wir eine überraschend poetische und farbige Welt. Durch diese regelmäßigen meditativen Versenkungen pflegen wir eine sehr wichtige Eigenschaft: die Intuition.

Eine verbesserte intuitive Fähigkeit hilft uns, sich neuen Situationen schneller und besser anzupassen. Wir sind in der Lage, uns in schwierigen Fragen leichter zu entscheiden und lernen, Menschen besser zu verstehen und einzuschätzen. Die Psychologen halten die Intuition für ein entscheidendes Merkmal menschlicher Adaptionsfähigkeit.

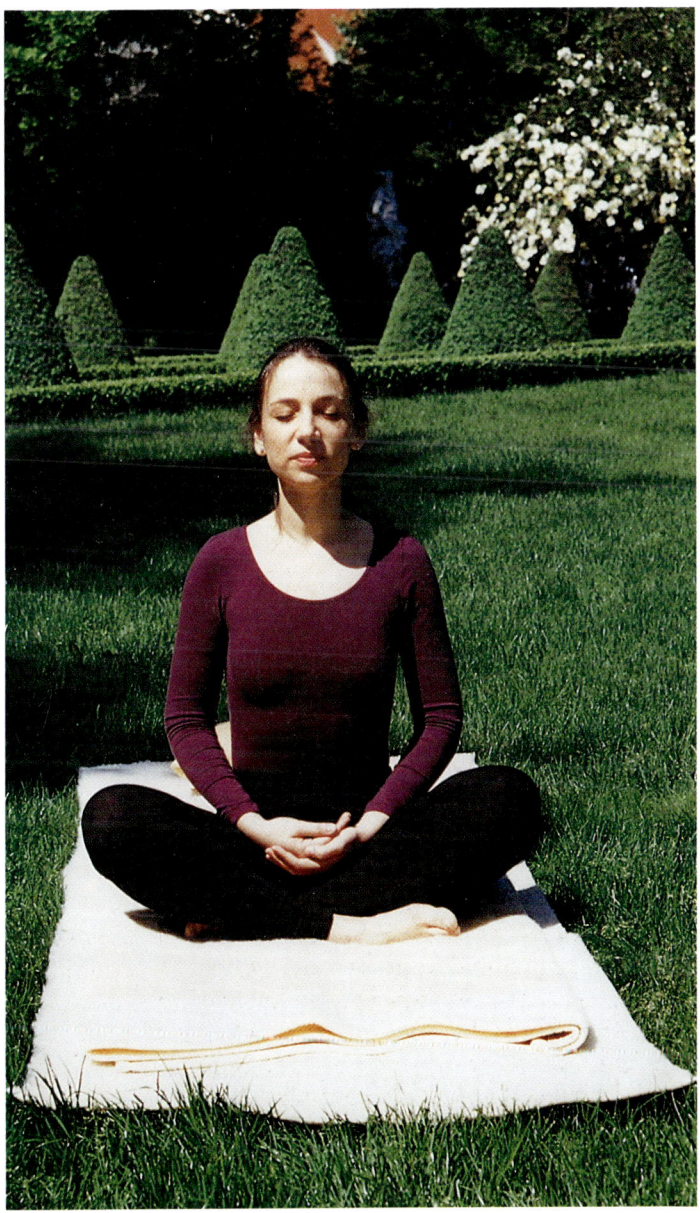

Schneidersitz

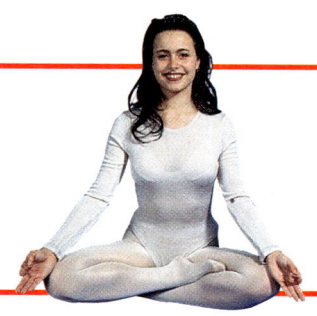

Yoga im Alltag

Yoga hat viel mit Selbstdisziplin und Selbstbeherrschung zu tun. Wir müssen über die Reduzierung von Bequemlichkeiten, Tagträumereien und Unruhen nachdenken. Auch bei der Menge von Informationen und Animationen, die täglich durch die Massenmedien auf uns einwirken, ist eine sorgfältige Auswahl notwendig. Der Yoga praktizierende Mensch macht keine unnötigen Arbeitsgänge und versucht, seine Energie möglichst lange zu behalten, um sie da einzusetzen, wo die Beschäftigung ihn bereichert.

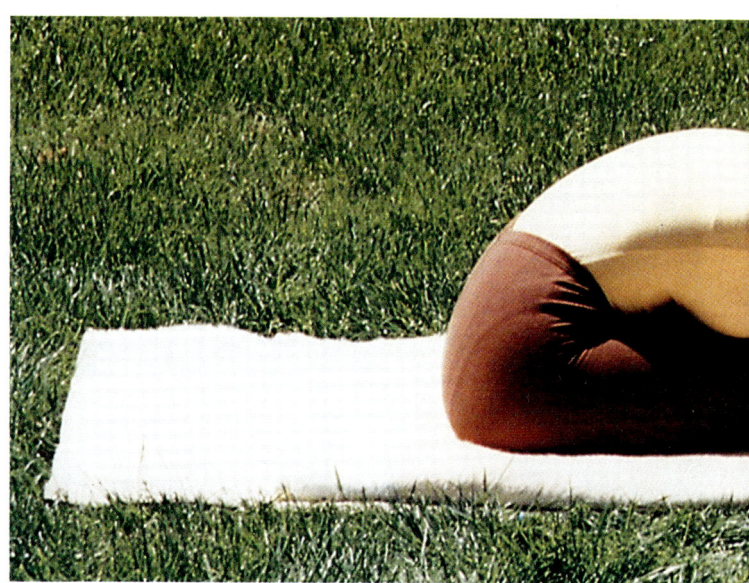

Zange

114

Der Konsummensch lebt in dieser Hinsicht meistens anders, er setzt seine Energien nicht so qualifiziert ein, sondern verstrickt sich in Pseudoaktivitäten und erweckt den Eindruck eines überbeschäftigten Menschen. Mit einer schöpferischen Arbeit verglichen, sind diese Aktivitäten wertlos. Die Unaufrichtigkeit hat einige unangenehme Folgen: unruhiger Schlaf, schlechtes Gewissen, seelische Disharmonien.

Es empfiehlt sich, einen individuellen Zeitplan auszuarbeiten, so daß Pseudoaktivitäten aus unserem Tagesablauf ausgeschlossen sind. Jeden Abend sollten wir zehn bis 15 Minuten für eine Bilanz des vergangenen Tages opfern und dabei herausfinden, wieviel Zeit wir in wirkliche Arbeit investiert haben und wieviel wir mit Pseudoaktivitäten vertan haben. Wenn es uns gelingt, diese langsam zu reduzieren oder sogar zu eliminieren, werden wir überraschenderweise feststellen, daß sich auch die Müdigkeitsgefühle einstellen.

Die alte Yogalehre ist eine therapeutische und harmonisie-

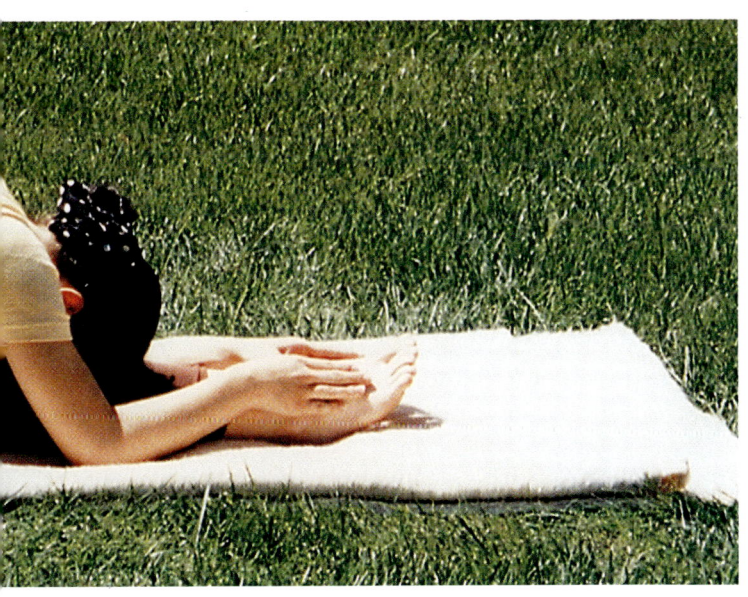

rende Disziplin, die wir auch nach unseren heutigen Bedürfnissen anwenden können. Wenn jemand Yoga aus diesem Blickwinkel betrachtet und versteht, es als eine regenerative Technik einzusetzen, die mit unserem Körper sehr
wirksam arbeitet ohne dabei zu übertreiben, wird er schon
nach kurzer Yogapraxis sehr positive Wirkungen in sich verspüren.

Wir fangen langsam mit den Übungen an und konzentrieren uns auf die Gelenke. Wir üben nicht zu eifrig und nicht
zu hektisch. Leute, die in kurzer Zeit akrobatische Positionen praktizieren und große Effekte erreichen wollen, müssen damit rechnen, daß in Kürze verschiedene Verspannun-
gen, Blockaden und Disharmonien ihres gesamten Organismus auftreten werden.

Nach der regelmäßigen Yogapraxis erreichen wir früher
oder später folgendes:
- Verbesserung der körperlichen Kondition
- Stoffwechselverbesserung, wobei sich vor allem die
  Verdauung reguliert und Verstopfungen beseitigt wer-
  den
- Kreislaufregulierung durch die Ausübung von Kerze,
  Pflug und Kopfstand
- Verbesserung der Nervenfunktionen und des Rhyth-
  mus von Sympathicus und Parasympathicus
- Größere Immunität gegen Krankheiten allgemein, vor
  allem aber gegen Erkältungen
- Vertieften Schlaf

Nach längerer, systematischer und vorsichtig gesteigerter
Yogapraxis entwickeln wir stabile Übungsgewohnheiten.
Wenn wir diesen Punkt erreicht haben, machen die Lektionen schon mehr Spaß und wir freuen uns auf die Zeit des
Übens. Unsere ganze Persönlichkeit erlebt qualitative Veränderungen, die in unserem gesamten Tagesablauf spürbar
sind.

Der berühmte Wissenschaftler und Therapeut Manly Palmer
Hall hat die durch das Praktizieren des körperlichen Yogas

eintretenden Veränderungen in vier verschiedene Bereiche eingeteilt: Wir gewinnen ein körperliches wie auch ein emotionales Gleichgewicht, unsere mentalen Fähigkeiten werden mobilisiert und unsere Persönlichkeit verändert sich in bestimmten Punkten. Die folgenden Auflistungen beschreiben die sich einstellenden Zustände und die durch Yoga zu gewinnenden Bereicherungen unserer Persönlichkeit näher.

Körperliches Gleichgewicht
- Körperliche Gesundheit
- Bewußter Lebensstil und gesunde Ernährung
- Kontrollierter Genuß von Alkohol, Kaffee, Zigaretten, Drogen
- Sportliche Aktivitäten
- Richtige Atmung
- Aufenthalt an der frischen Luft
- Körperliche Selbstbeherrschung
- Natürliches Erscheinungsbild
- Zeitplan für körperliche Tätigkeiten
- Reduzierung überflüssiger Pseudoaktivitäten

Emotionales Gleichgewicht
- Harmonie der Persönlichkeit
- Beherrschung des körperlichen Verlangens
- Beherrschung von Neigungen
- Beherrschung von Ängsten
- Keine übertriebene Emotionalität
- Geduld und Mäßigung
- Kontrollierte Selbstliebe
- Entdeckung von kreativen Impulsen
- Pflege von Freundschaften und zwischenmenschlichen Kontakten

Mentale Fähigkeiten des Yoga Praktizierenden
- Harmonie und seelisches Gleichgewicht
- Ausdauer und Zielstrebigkeit

- Gründlichkeit
- Zufriedenheit, Ausgeglichenheit und innere Ruhe
- Friedlichkeit und Sanftmut
- Sinn für Humor
- Fähigkeit, Wichtiges von Unwichtigem zu unterscheiden
- Fähigkeit, logische Zusammenhänge zu erkennen
- Unabhängigkeit von Erfolg oder Mißerfolg

Zur Persönlichkeit des Yoga Praktizierenden
- Verbesserte Aufnahme- und Konzentrationsfähigkeit
- Beherrschung der Affekte
- Beherrschung äußerer Reize und Einflüsse
- Sensibilisierung für unterbewußte, schöpferische Kräfte
- Erkenntnis der Harmonie und Vollkommenheit der Schöpfung

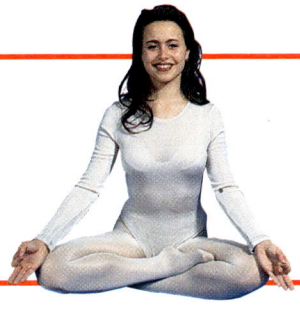

Anhang

Verzeichnis indischer Begriffe

Schneidersitz	Sukhâsana
Sidhaposition	Sidhâsana
Schiffposition	Paripurna Nawâsana
Schiwaposition	Nataradjâsana
Totenstellung	Schabâsana
Umgedrehte Position	Wiparita Karani
Vordere Körperposition	Purwotanâsana
Wiege 1	Bhunisberâsana
Wiege 2	Bhunisberâsana
Zangeposition	Paschimotanâsana
Zange breitbeinig	Prasârita Padottanâsana
Zange im Seitenspagat	Merudandâsana
Zange im Stehen	Padahastâsana